KB071069

질병의 뿌리

코로나19의 뿌리를 자르는
미네랄밸런스

코로나19의 뿌리를
자르는 미네랄밸런스

질병의 뿌리

최인호 지음

지식공감

들어가는 글

『질병의 뿌리』는 모든 질병의 뿌리를 찾아낸 후, 그것을 자르는 방법에 관한 책이다. 필자는 필자에게 발생한 수많은 질병의 뿌리를 찾아낸 후, 그것을 잘라버렸다. 따라서 필자의 체험은 이 책을 이해하는 데 도움이 되므로 필자의 체험을 먼저 기술한다. 필자의 체험은 매우 구체적이고 놀라운 과정이었으며, 지금도 계속되는 중이다.

필자는 대학교 4학년 시절, 신장과 요로에 결석이 생겨 서울의 고려병원에 약 1주일 정도 입원하여 방광경실에서 결석을 제거했었다. 그때 치료를 소홀히 하여 신장에 염증이 발생했지만, 마땅히 치료방법도 없어 그것을 무시하며 생활했다. 퇴원 후 사법시험공부를 하는 동안 소화불량, 위장병, 비염, 두통, 치통 등으로 계속해서 병원을 오갔는데, 특히 비염과 두통으로 인해 몹시 힘들었다. 이에 경희의료원에서 진단을 받으니 코뼈가 휘어져 호흡이 원활하지 않아 두통이 발생한다는 진단을 받고, 코뼈를 바르게 하는 수술을 받았으나 비염과 두통 증상은 사라지지 않았다.

군 복무 이후 사법시험에 합격하여 사법연수원에 다니게 되었다. 사법연수원은 삼풍백화점과 길 하나를 사이에 두고 마주하고 있었는데, 1년 차일 때 삼풍백화점이 붕괴하는 일이 발생해 엄청난 인명피해가 발생했었다. 이에 연수생들은 단체로 헌혈을 하게 되었는데, 먼저 혈액검사에서 헌혈에 적합한 피를 가졌다는 점이 확인되어야 했다. 그래서 300명의 연수생이 혈액검사를 받았는데, 그중 필자만 피가 탁해 헌혈불가 판정을 받았던 것으로 기억된다. 이에 필자는 대학 시절에 얻은 신장염으로 피가 탁해진 것으로 짐작했지만 다시 피를 맑게 할 방법은 없었다.

그 후 변호사 생활을 하며 부모님을 모시고 가정을 책임지게 되었는데, 그 당시 술도 많이 마시고 스트레스도 많이 받았지만, 먹는 것은 매우 부실했었다. 그에 따라 점차 몸이 쇠약해지고 있다는 것을 여러 가지 증상을 통해 느낄 수 있었는데, 특히 몸에 힘이 없고 언제나 피곤했으며, 자고 나면 많은 양의 땀을 흘려 새벽마다 속옷과 침대를 축축하게 적시곤 했었다.

이에 2004년경 울산의 중앙병원에서 혈액검사, 소변검사, 초음파검사를 받은 결과, 소변에 많은 양의 피가 섞여 배출되고(혈뇨), 담낭(쓸개)에 상당한 크기의 혹이 있으며, 갑상선기능항진증이 있다는 진단을 받게 되었다. 담당 의사는 소변으로 피가 배출되는 증상을 치료하는 방법은 없고, 쓸개의 혹을 제거하려면 수술을 해야 하는데 아직 암으로는 진전되지 않았으니 경과를 보다가 암으로 진행되면 그때 제거해도 늦지 않다면서, 쓸개는 제거해도 생명에는 전혀 지장이 없으니 걱정하지 말라고 위로해 주었다. 그리고 갑상선기능항진증은 약을 먹으면 괜찮아진다면서 약을 처방해주었다. 이에 약을 언제까지 먹어야 하는지 질문하자 평생 먹어야 한다고 대답했다. 그 후 매달 갑상선 약을 처방받아 복용하면서 생활하자 피곤한 증상은 약간 개선되었지만, 계절마다 반드시 감기를 달고 살았고, 심하게 코를 골았으며, 밤마다 진땀을 흘리는 증상은 더욱 심해졌다.

당시 필자는 감기와 코골이 증상이 편도선이 붓거나 불완전해서 생기는 증상이라고 여기고, 2005년 울산대학병원에서 진단을 받으며 '편도선을 제거하면 되겠느냐'고 물었다. 의사는 편도선과는 관계가 없는 것 같다고 대답하면서도 편도선을 제거하는 데는 동의하여 결국 편도선 제거 수술을 받았다. 당시 필자는 몸 일부는 떼어내도 죽지만 않으면 아무런 문제가 없다는 어리석은 생각을 하고 있었는데, 그 후 인생에서 그 일을 가장 후회하게 되었다.

편도선 제거 수술 후 약 4일 정도 병원에 입원하여 치료받았는데, 호흡이 불편했던 필자는 가습기를 침대 옆에 두고 가습기에서 발생하는 수증기가 코를 향하도록 했다. 당시 가습기 살균제가 유행하고 있었는데, 울산대학병원에서도 간호사들이 가습기 살균제를 사용했던 것으로 기억된다. 퇴원 후에도 기존의 증상들은 거의 나아진 것이 없었고, 그로부터 2~3년이 지났을 무렵부터 심하게 기침을 하기 시작했다. 당시에는 가습기 살균제로 인한 후유증이라는 사실은 짐작도 하지 못하고, 그냥 심한 감기에 걸린 것으로 알고 몸을 따듯하게 하면서 기침이 멈추기를 기다렸지만, 환절기가 지나도 그치지 않았고, 그 상태로 약 2년 이상을 밤낮으로 심한 기침에 시달렸다.

그래서 시작한 것이 등산이었다. 그때부터 가지산, 신불산을 비롯한 울산 부근의 산들을 타기 시작했다. 주말마다 오전 10시경부터 오후 5~6시까지 산을 타고 목욕을 하는 생활을 반복하자 많은 양의 가래가 빠져나오면서 체력이 좋아져 어느 사이엔가 기침이 멈추었다. 그렇게 시작한 등산은 약 3~4년 정도 계속했었는데 건강에 크게 도움이 되었다.

그 후 2017년 11월 무렵 갑자기 목소리를 낼 수 없게 되었다. 점심과 함께 소주 한 병을 마신 후 심한 스트레스 속에서 법원에 제출할 준비서면을 작성하는데, 갑자기 가슴속에서 뜨거운 기운이 목을 타고 올라오면서 입천장을 뚫고 눈에 이르는 것을 느낄 수 있었다. 실제로 당시 입천장에는 지름이 1cm에 이르는 불에 덴 것 같은 자국이 생겼고, 눈은 빠질 듯이 아팠다. 그런데 그때부터 오른쪽 성대가 마비되어 말을 할 수 없게 되었다.

그 후 약 100일 동안 인근 개인병원들과 대학병원에서 CT와 MRI, 내시경 등으로 성대 주변을 검사하고 진료를 받았지만, 별다른 원인도 없이 성대가 마비되었다는 판정만 받고 일반적인 약만 처방받았을 뿐 특별한 치료를 받지 못했다. 그 기간에 한의원에서 침·뜸·공진단·한약 등과 같은 한방치료도 병행했지만, 그 역시 효과를 보지 못했고, 개인적으로 홍삼과 차가버섯 등의 약재로 발효액과 환약을 제조하여 계속 복용했지만, 그 또한 소득이 없었다.

그렇게 시간을 보내다가 이비인후과 전문의 강성구 원장님의 치료를 받게 되었다. 강 원장님은 목에서 시료를 채취해 전문기관에 세균검사를 의뢰하여 성대마비의 원인을 찾으려 노력하는 동시에 스테로이드를 처방했다. 스테로이드 주사를 맞자 그 순간부터 상태가 약간 호전되는 듯했지만, 2~3일이 지나자 다시 원상태로 돌아왔다. 일주일 후 세균검사 결과를 받았으나 황색포도상구균 이외의 다른 세균은 검출되지 않았다. 어쨌든 황색포도상구균에 대한 항생제 치료를 2주간 받았지만 마비된 성대는 호전될 기미를 보이지 않았다.

강 원장님은 황색포도상구균은 성대마비와는 관련이 없는 것으로 보인다면서 성대마비 증상이 처음 시작될 당시의 상황을 물었다. 이에 그 당시의 상황을 설명하면서 뜨거운 기운으로 인해 입천장에 지름이 1㎝ 크기의 불에 덴 자국이 생겼다고 말했다. 그러자 강 원장님은 그것은 헤르페스바이러스에 감염되면 나타나는 증상이라며 헤르페스바이러스는 세균검사에서도 나타나지 않는다고 했다. 강 원장님은 입안을 검사한 후, 입안에 물집이 있고 잇몸이 붓는 등의 헤르페스바이러스로 인한 염증이 많다면서 항바이러스제를 처방했다.

그렇게 항바이러스제를 복용하자 마비된 성대가 약간 회복되는 것을 느낄 수 있었다. 하지만 2주 동안 항바이러스제를 복용해도 더는 좋아지지 않았고, 헤르페스바이러스로 인한 증상은 더 심해졌다. 이에 다시 항바이러스제를 처방받으려 하자, 강 원장님은 '이 약은 2주 이상 복용하면 안 되는 약'이라며 더는 처방해주지 않으려 하셨다. 하지만 다른 방법이 없던 터라 항바이러스제를 처방해 달라고 요구했고, 결국 3주 동안 항바이러스제를 복용했다.

하지만 3주 후에도 입안의 헤르페스바이러스로 인한 증상은 사라지지 않았고, 목소리는 더욱더 약해졌다. 이에 다시 강 원장님께 항바이러스제 처방을 요구하자, 강 원장님은 난색을 보이며 '마지막으로 일주일만 더 항바이러스제를 복용하고, 그 뒤 일주일 동안 복용을 중지한 후 그다음 주에 보자'라고 약속을 잡은 후 항바이러스제를 처방해주셨다. 그러나 그렇게 4주에 걸쳐 항바이러스제를 복용했음에도 목소리는 전혀 돌아오지 않았고, 입안에는 물집이 생기고 잇몸이 붓는 등의 헤르페스바이러스로 인한 증상은 더 악화하고 있었다.

그렇게 4주 동안 항바이러스제를 복용하고, 그 후 일주일 동안 항바이러스제를 복용하지 않았다. 그러자 목소리는 더욱더 약해지고, 입안의 물집과 잇몸이 붓는 증상은 더 심해졌다. 더군다나 2주 동안 일반 항생제를 복용하고, 그 후 4주 동안 항바이러스제를 복용하자 몸은 심각한 부작용에 시달리고 있었다. 항생제와 항바이러스제로 인해 간에 무리가 가면서 부어올라 오른쪽 갈비뼈가 위로 들렸고, 위 또한 부어올라 왼쪽 갈비뼈도 들리게 되었다. 또한, 항바이러스제 복용 후 2주가 지나면서부터 하루에도 몇 번씩 설사하면서 몸 안의 진액을 계속 배출하여 몸의 기력은 급격히 떨어지고 있었다.

이에 항바이러스제 복용을 중지한 일주일 동안 정말 난감한 상황에 부닥쳐 있음을 실감할 수 있었다. 명확한 것은 항바이러스제를 계속 복용해도 완치된다는 보장이 없다는 것과 항바이러스제를 계속 복용하면 간과 위에 부담을 줘 완치되기 전에 결국 건강을 완전히 잃을 수밖에 없다는 것이었다. 또한, 말로 의사 표현을 할 수 없는 상태로는 생업인 변호사업무를 더는 유지할 수 없다는 것도 알 수 있었다. 그래서 모든 것을 포기하고 혼자 산속으로 들어가 자연인으로 살아가야 하는지를 깊이 고민하게 되었다.

그렇게 항바이러스제 복용을 중지하고 일주일이 거의 지날 무렵, 평소 알고 지내던 강성철 박사님의 안부 전화를 받고 지난 5개월 동안 성대가 마비되어 고생하고 있다고 힘겹게 말하게 되었다.

그러자 강 박사님은 자신이 해결해 주겠다면서 즉시 자신이 개발한 '미네랄톡톡'을 들고 저녁 늦게 달려와 주셨다. 강 박사님은 전자공학박사이자 의학박사로서, 생물학·식품학·한의학·화학 등 과학 전 분야를 꿰뚫고 계신 분이다.

강 박사님은 먼저 AK테스트부터 했다. 필자에게 한쪽 다리를 들고 두 팔을 펼친 자세로 서서 버티게 한 후 강 박사님이 한쪽 팔을 누를 때 필자가 넘어가지 않고 버티는 힘을 점검한 후, 같은 자세에서 미네랄톡톡을 한쪽 손에 들고 같은 방식으로 한쪽 팔을 누를 때 필자가 버티는 힘을 비교하게 했는데, 필자는 적어도 5배 이상 힘이 강해지는 것을 느낄 수 있었다. 다시 강 박사님은 500mL 생수병에 분말 형태의 미네랄톡톡 2~3g 정도를 넣고 희석하여 필자에게 한 모금을 마시게 한 후 다시 AK테스트를 했는데, 필자는 버티는 힘이 적어도 10배 이상 강해졌다는 것을 느낄 수 있었다.

그 후 필자는 나머지 물을 마시면서 강 박사님과 이야기를 나누었다. 주로 필자가 질문하고 강 박사님이 대답하는 형식으로 대화했는데, 대부분이 미네랄톡톡의 원리에 관한 내용이었다. 강 박사님은 미네랄밸런스를 유지하는 미네랄톡톡이, 세포의 힘을 강하게 하므로 AK테스트에서와 같은 놀라운 결과가 나오게 된다면서 미네랄톡톡을 개발하는 데 14년이 걸렸다고 말씀하셨다.

이렇게 이야기를 나누며 약 30~40분 정도 시간이 지나자 그동안 헤르페스바이러스로 인해 입안에 생겼던 물집과 부어올랐던 잇몸이 굳으면서 편안해지는 것을 느낄 수 있었다. 이미 밤늦은 시간이라 집으로 돌아와 생수에 미네랄톡톡을 타서 다시 두세 컵을 마시고, 잠을 자고 새벽에 깨어 보니 마비되었던 성대가 움직이며 말을 할 수 있게 되었고, 그 후 2~3일이 지나자 성대가 마비된 사실이 있었는지도 모를 정도로 목소리가 정상으로 돌아왔다. 또한, 간과 위가 부어오름에 따라 들렸던 갈비뼈도 정상으로 돌아왔고, 계속되던 설사도 멈추었다.

그 후 질병에 시달리거나 몸이 불편한 사람들이 미네랄톡톡을 섭취하면서 질병의 고통에서 벗어나는 수많은 사례를 확인할 수 있었다. 바이러스나 세균 감염으로 인한 질병들은 물론이고, 고혈압·당뇨·하지정맥류·비염·축농증·비문증·감기·관절염·백태·입냄새·충치·풍치·뇌졸중·뇌수막염·간암·간염·위장병·통풍 등등 수많은 질병이 치유되는 것을 직접 경험하거나 옆에서 목격한 것이다.

미네랄톡톡은 순수천연식품에서 추출한 물질로만 만든 것으로 100여 가지 이상의 미네랄과 비타민이 함유된 식품이다. 약도 아니고 건강식품도 아닌 일반 식품이다. 그런데도 이렇게 놀라운 결과를 나타내는 것이다.

이에 그 원리를 추론하면서 자연스럽게 질병의 근원과 미네랄밸런스를 탐구하게 되었다. 사실 필자는 2010년 『B순환』을 쓸 때부터 누가 최초로 미네랄밸런스라는 용어를 창안했는지 궁금해하고 있었다. 왜냐하면, 미네랄밸런스라는 용어를 처음으로 사용했다는 것 자체가 미네랄 원소들 사이의 조화와 균형의 원리를 깊이 이해하고 있다는 것을 의미하기 때문이다. 그런데 알고 보니 미네랄밸런스라는 용어를 세계 최초로 창안하여 사용한 사람도 강 박사님이었다. 그렇게 강 박사님을 통해 미네랄밸런스를 이해하면서 결국 미네랄톡톡은 미네랄밸런스를 이루는 미네랄 원소들의 결정체라는 것을 깨닫게 되었다.

그 후 미네랄톡톡을 계속 섭취하며 3~4달 정도 시간이 흐르자 몸의 힘이 몰라볼 정도로 강해지고, 감기와 비염을 앓지 않게 되었다. 다

시 그로부터 1년 정도 흐르니 몸의 모든 부분이 정상으로 돌아와 젊어
지고 있다는 것을 실감할 수 있었다.

그래서 미네랄톡톡의 작용원리를 추론하며 이 책의 집필을 시작했
는데, 몸의 변화를 확인하기 위해 혈액검사, 소변검사, 초음파검사를
받아 본 결과 놀라운 사실들을 알게 되었다. 염증 수치가 0.02로 0에
수렴하는 등 혈액이 맑고 깨끗해졌고, 30년 이상 계속되던 혈뇨 증상
이 멈추면서 소변도 맑고 깨끗해졌으며, 쓸개에 있던 혹도 사라진 것이
다. 이와 같은 결과를 본 의사들도 탁한 피가 다시 맑아지고, 혈뇨 증
상이 없어지며, 쓸개의 혹이 저절로 사라진 경우는 보지 못했다면서
놀라워했다.

이와 같은 필자의 체험과 미네랄톡톡에 대한 실험자료들은 모든 질
병은 공통적인 뿌리가 있고, 그 뿌리를 자르면 모든 질병은 사라진다
는 것을 뒷받침한다. 이에 실험자료와 필자의 진료기록을 이 책의 끝
에 요약 첨부하며 이 책을 출간하게 되었다.

모쪼록 모든 사람이 질병의 뿌리를 자르고 건강과 행복을 마음껏
누리기를 바란다.

초원 최인호

CONTENTS

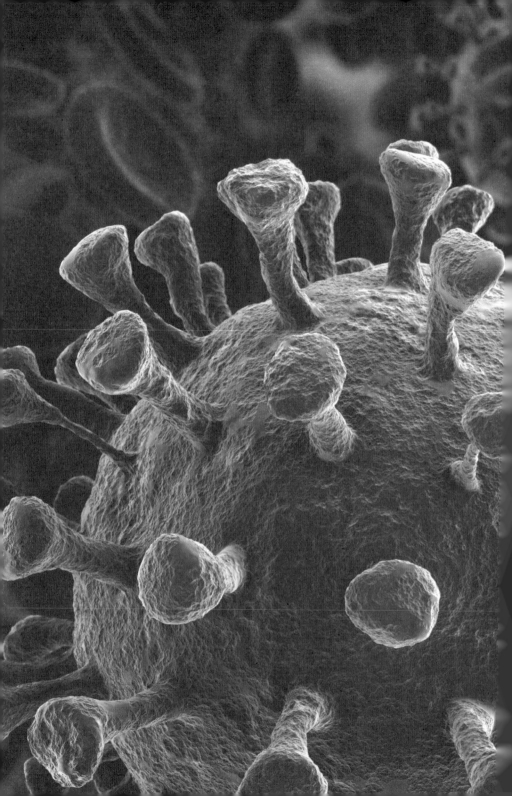

제1장

세포의
기능

세포와 몸은
닮은꼴이다

세포는 몸을 구성하는 기본 단위 조직이다. 성인의 몸은 평균 60조 개에서 100조 개 정도의 세포들로 이루어진다. 각각의 세포는 몸과는 독립적·독자적으로 존재하는 또 하나의 완전한 생명체다.

세포는 몸의 축소판으로서 몸의 모든 것에 상응하는 모든 것을 똑같이 갖추고, 똑같은 방식으로 작동한다. 따라서 모든 세포는 몸과 마음과 영혼이 있고, 산소를 호흡하고, 영양성분을 섭취하며, 소화하고, 배설한다.

몸은 전체 세포들의 총합이다. 그러므로 모든 세포의 활력 총합이 몸의 활력이고, 모든 세포의 행복 총합이 몸의 행복이며, 모든 세포의 생각 총합이 몸의 생각이고, 모든 세포의 느낌 총합이 몸의 느낌이며, 모든 세포의 고통 총합이 몸의 고통이고, 모든 세포의 걱정 총합이 몸의 걱정이다. 또한, 모든 세포의 힘 총합이 몸의 힘이고, 모든 세포의 면역력 총합이 몸의 면역력이다.

세포가 원하는 것은 충분한 양의 산소와 각종 미네랄 원소와 탄수화물·지방·단백질 등과 같은 영양성분이다. 세포는 산소·미네랄 원소·영양성분만 충분하면 더는 바랄 것이 없으므로 행복함을 느끼게 된다.

세포는 혈액을 통해 산소·미네랄 원소·영양성분을 공급받는다. 따라서 혈액으로부터 충분한 양의 산소·미네랄 원소·영양성분을 공급받으면, 모든 세포는 행복하게 된다.

세포의 형태는 세포의 수만큼 다양하다. 둥근 형태도 있지만 육면체에 가까운 형태도 있고, 길이가 긴 형태도 있다. 세포가 특정한 형태를 유지할 수 있는 것은 세포에도 골격이 있기 때문이다.

몸의 형태가 몸 골격에 따라 결정되듯이, 세포의 형태는 세포 골격에 의해 결정된다. 몸 골격이 내장기관을 고정하고, 몸을 지지하여 몸의 형태를 유지하듯이, 세포 골격은 세포의 기관들을 고정하고, 세포를 지지하며, 세포의 형태를 유지한다.

건강한 세포는 세포 골격이 튼튼하여 대칭성을 유지하고, 표면은 매끄럽고 반들반들하다. 그러나 병약한 세포는 세포 골격이 약하므로 찌그러지고, 표면도 쭈글쭈글해진다. 그것은 건강한 사람의 골격은 대칭적이면서 반듯하고 피부는 매끄럽지만, 병약한 사람의 골격은 찌그러지고 피부는 거친 것과 같다.

미네랄밸런스는
세포를 대칭형으로 펼친다

하나의 세포는 수많은 원소로 이루어진다. 그러므로 세포를 구성하는 하나하나의 원소들은 '세포의 세포'들이다. 몸이 수많은 세포로 이루어지듯이, 세포는 원소라는 수많은 세포의 세포들로 이루어진다.

원소의 종류는 130여 가지이고, 그중 수소·산소·탄소·질소를 제외한 나머지 모든 원소를 미네랄 원소라고 한다. 따라서 미네랄 원소의 종류는 120여 가지가 넘는다.

인간의 몸에는 대부분 미네랄 원소가 있어야 하고, 그중 100여 종류 이상의 미네랄 원소들은 반드시 있어야만 하는 필수 미네랄 원소들이다. 고도로 진화한 인간은 수많은 기능을 수행하고, 다양한 느낌·생각·감정들을 느끼고 표현하려면 다양한 미네랄 원소들이 반드시 있어야만 하는 것이다.

미네랄 원소들은 세포를 구성하는 기본적인 재료다. 세포뿐만 아니라 비타민과 호르몬, 각종 체액 등 몸을 구성하는 모든 것들은 반드시 미네랄 원소가 있어야만 만들어진다.

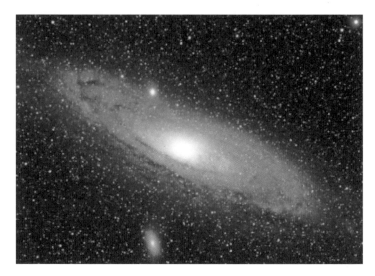

수많은 별이 조화와 균형을 유지하고 있는 은하계

　현존하는 거의 모든 종류의 미네랄 원소들은 세포라는 하나의 용기 속에서 그림과 같은 하나의 은하계를 구성하는 수많은 별처럼 서로 조화와 균형을 유지하며 존재한다. 세포라는 은하계 속에서 수천억에서 수천조 개에 달하는 미네랄 원소들이 밤하늘에 빛나는 별처럼 조화롭게 존재하는 것이다.

　세포를 구성하는 미네랄 원소들은 주로 이온 형태로 존재한다. 미네랄 원소들은 세포 속에서 서로 엉킨 분자형태가 아닌 원소 형태로 존재하는 것이다. 미네랄 원소들은 각자 독자적이고 독립적으로 존재하는 것이다. 그렇다고 미네랄 원소들이 제멋대로 존재하지는 않는다. 모든 미네랄 원소는 각자 자신의 자리를 지키며 유기적으로 연결된 상태로 존재한다.

은하계에서 태양의 있어야 할 자리에 태양이 존재해야 한다. 만일 태양이 있어야 할 자리에 태양이 없거나 다른 별이 그 자리를 차지하고 있으면 은하계는 혼란에 빠지며 그 기능을 상실한다.

마찬가지로 각각의 미네랄 원소들은 세포 안에서 자신의 자리를 지켜야만 한다. 만일 특정 미네랄 원소가 있어야 할 자리에 그 미네랄 원소가 존재하지 않거나 다른 미네랄 원소가 그 자리를 차지하고 있으면, 세포는 혼란에 빠지며 그 기능을 상실하게 된다.

은하계를 구성하는 다양한 종류의 별들이 골고루 존재하고 자기 자리를 지킬 때, 은하계는 대칭형으로 활짝 펼쳐지고, 은하계와 은하계를 구성하는 각각의 별들은 그 기능을 완벽히 발휘한다.

마찬가지로 세포를 구성하는 100여 종류 이상의 미네랄 원소들이 적절한 비율에 따라 골고루 존재하며 각자 자기 자리를 지킬 때, 세포는 대칭형으로 활짝 펼쳐지고, 세포와 세포를 구성하는 각각의 미네랄 원소들은 그 기능을 완벽히 발휘하게 된다.

이렇게 세포를 구성하는 미네랄 원소들이 적절한 비율로 골고루 존재하는 상태를 '미네랄밸런스가 이루어진 상태'라고 한다. 반대로 세포를 구성하는 미네랄 원소들의 비율이 무너져 특정 미네랄 원소는 없거나 부족하고, 다른 미네랄 원소는 과다한 상태를 '미네랄밸런스가 무너진 상태'라고 한다.

미네랄밸런스가 이루어지면, 세포는 대칭형으로 활짝 펼쳐져 그 기능을 완벽히 발휘하게 된다. 그러나 미네랄밸런스가 무너지면, 세포는 찌그러져 본래의 기능을 발휘하지 못하게 된다. 그러므로 세포가 대칭형으로 활짝 펼쳐지려면 반드시 미네랄밸런스가 이루어져야만 한다.

또한, 미네랄밸런스가 이루어지면 모든 종류의 미네랄 원소들은 서로 상승작용을 일으키며 그 기능을 완벽하게 발휘하지만, 미네랄밸런스가 무너지면 미네랄 원소들 사이에는 길항작용이 발생하면서 본래의 기능을 발휘하지 못하게 된다.

미네랄 원소의 기능이
세포의 기능이다

세포는 수많은 기능을 수행한다. 세포의 기능은 세포의 종류에 따라 다르다. 신장 세포는 요산을 분해하여 요소수(오줌)로 만들고, 간세포는 독소를 분해하여 영양성분으로 만들며, 근육세포는 힘을 전달하는 등 모든 세포는 각자 맡은 역할에 따라 서로 다른 기능을 수행한다.

세포가 어떤 기능을 수행하기 위해서는 반드시 미네랄 원소가 필요하다. 모든 생명 활동에는 미네랄 원소가 반드시 있어야만 하는 것이다. 감각기관들이 아주 미세한 느낌을 느끼거나, 조그마한 감정을 표현하는 것은 물론 잠자거나, 말하거나, 생각하거나, 음식물을 소화하거나, 요산이나 독소를 분해하거나, 힘을 쓰거나, 심장을 뛰게 하는 등 세포가 어떤 기능을 수행하기 위해서는 반드시 미네랄 원소가 있어야만 한다.

각각의 미네랄 원소는 그 종류에 따라 세포 안에서 서로 다른 기능을 수행한다. 칼슘(Ca), 칼륨(K), 마그네슘(Mg), 나트륨(Na), 금(Au) 등의 모든 미네랄 원소들은 저마다 다른 역할을 수행하는 것이다. 그것은 각각의 세포가 몸에서 서로 다른 역할을 담당하는 것과 같다.

세포가 어떤 기능을 수행할 때마다 세포는 그 기능을 보유한 미네랄 원소를 사용한다. 백혈구 세포가 세균이나 암세포를 죽일 때는 나트륨이온을 사용하고, 심장이 수축할 때는 칼슘을 사용하고, 심장이 팽창할 때는 마그네슘을 사용하고, 간세포가 알코올을 해독하거나 신장 세포가 요산을 분해할 때는 산소와 함께 여러 가지 미네랄 원소들을 복합적으로 사용하는 것처럼, 세포가 어떤 기능을 발휘하려면 반드시 미네랄 원소를 사용해야만 한다.

그러므로 미네랄 원소의 기능이 세포의 기능이다. 그것은 세포의 기능이 몸의 기능인 것과 같은 이치다.

세포의 미네랄밸런스가 이루어지면, 세포는 모든 기능을 완벽하게 발휘한다. 왜냐하면, 미네랄밸런스가 이루어지면, 세포는 모든 종류의 미네랄 원소들을 골고루 보유하므로 모든 미네랄 원소들이 지닌 모든 기능을 완벽하게 발휘할 수 있기 때문이다.

그러나 세포의 미네랄밸런스가 무너지면, 세포는 보유하지 못한 미네랄 원소의 기능을 발휘할 수 없게 된다. 따라서 세포는 제 기능을 발휘할 수 없게 되고, 몸도 제 기능을 발휘하지 못하게 된다.

세포는 어떤 기능을 수행할 때마다 그 기능을 보유한 미네랄 원소를 사용하고, 그 기능을 제공한 미네랄 원소는 보유하고 있는 고유의 에너지를 소진한다. 그러면 세포는 에너지를 소진한 미네랄 원소를 세포 외부로 내보내고, 에너지를 가지고 있는 새로운 미네랄 원소를 세포 외부로부터 받아들인다.

예를 들어, 신장세포가 미네랄 원소들을 사용하여 요산을 요소수로 변화시키면, 그 과정에서 사용된 미네랄 원소들은 보유한 에너지를 소진하므로 그 기능을 상실하게 된다. 따라서 신장세포는 기능을 상실한 미네랄 원소들을 세포 외부로 버리고, 새로운 미네랄 원소들을 세포 외부로부터 받아들인다.

세포 외부는 물로 가득하다. 세포 외부는 세포외액이라는 물로 뒤덮여 있다. 또한, 세포의 내부도 세포내액이라는 물로 가득하다. 세포는 바닷속에서 바다를 품고 있는 형상으로 존재하는 것이다. 그것은 몸이 공 속에서 공으로 존재하는 것과 같다.

그러므로 세포외액이 미네랄밸런스를 유지하면 세포내액도 미네랄 밸런스를 유지하게 되고, 세포외액의 미네랄밸런스가 무너지면 세포내액의 미네랄밸런스도 무너지게 된다. 세포내액의 미네랄밸런스는 전적으로 세포외액의 미네랄밸런스에 의존하는 것이다.

세포외액은 혈액과 림프액, 뇌척수액, 침 등의 체액으로 구성되고, 세포내액은 세포를 구성하는 물이다. 세포외액 대부분은 혈액이고, 림프액 등은 혈액으로부터 유래하여 몸의 조직 사이를 순환하다가 다시 혈액으로 되돌아간다. 따라서 혈액이 세포외액 전부라 해도 과언은 아니다.

그러므로 혈액의 미네랄밸런스가 유지되면 모든 세포의 미네랄밸런스도 유지되고, 혈액의 미네랄밸런스가 무너지면 모든 세포의 미네랄밸런스도 무너진다. 몸을 구성하는 모든 세포의 미네랄밸런스는 전적으로 혈액의 미네랄밸런스에 의존하는 것이다. 따라서 모든 세포가 미네랄밸런스를 이루고 그 기능을 온전히 발휘하려면 반드시 혈액의 미네랄밸런스가 이루어져야 한다.

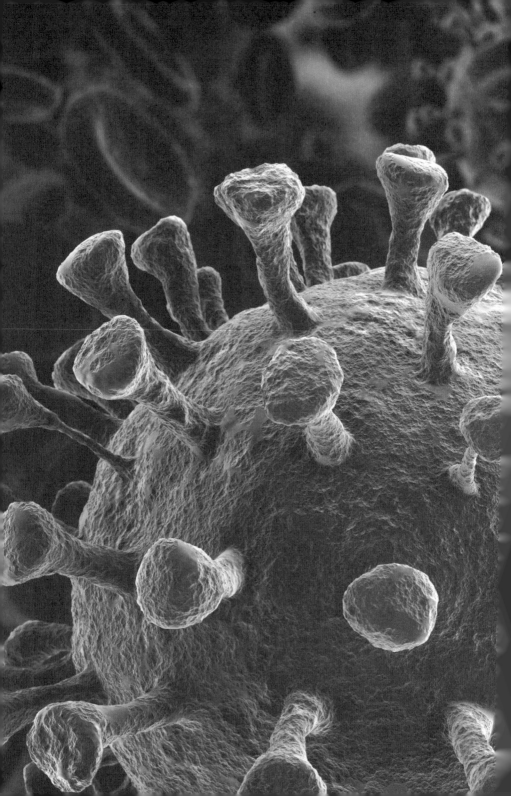

제2장

질병의
뿌리

미네랄밸런스 상실은
질병의 뿌리다

지금 지구촌은 산성화가 진행되고 있다. 대기는 이산화탄소를 비롯한 온실가스가 증가하면서 산성화되고, 대지는 하늘에서 내리는 산성비와 함께 비료·농약 등의 온갖 화학물질로 산성화되며, 그에 따라 바다도 산성화되고 있다.

산성비는 육지의 미네랄 원소들을 녹여 바다로 끌고 가므로 대지의 미네랄 원소 함유도는 떨어지게 된다. 그에 따라 시간이 지날수록 식물과 동물은 미네랄 원소를 충분히 섭취할 수 없게 되었고, 그런 식물과 동물을 먹고 사는 인간도 미네랄 원소를 충분히 섭취하지 못하게 되었다. 또한, 모든 생명 활동은 반드시 미네랄 원소가 필요하므로 생명 활동을 하면 할수록 미네랄 원소는 소모된다.

이렇게 몸은 미네랄 원소를 충분히 섭취하지 못하면서 계속 미네랄 원소를 소모하므로, 시간이 지남에 따라 혈액의 미네랄밸런스는 무너지게 되었고, 그에 따라 세포의 미네랄밸런스도 무너지게 되었다.

미네랄밸런스가 무너진 혈액은 산성화되고, 혈액이 산성화되면 세포내액도 산성화된다. 산성화된 지구의 공기를 호흡하고, 지구의 물과 음식을 먹는 인간의 혈액과 세포내액 또한 지구처럼 산성화되는 것이다.

혈액은 항산성을 유지하도록 설계되어 있다. 몸은 산성 물질이 들어오면 알칼리성 미네랄 원소로 중화하거나, 혈액 속의 이산화탄소를 내보냄으로써 혈액의 pH를 평균 7.3~7.5로 유지한다.

하지만 미네랄밸런스가 무너지면 혈액의 항산성을 유지할 수 없다. 왜냐하면, 산성화된 몸은 알칼리성 미네랄 원소가 부족하고, 몸 전체가 산성화되었으므로 혈액 속의 이산화탄소를 몸 바깥으로 내보낼 수도 없기 때문이다. 따라서 혈액과 세포의 산성화는 시간이 지날수록 심해지게 된다.

산성화란 부패한다는 의미다. 그러므로 부패한 혈액은 질병과 직결된다. 혈액의 pH가 7.0 이하로 내려가면 그런 환경을 좋아하는 해로운 세균·바이러스가 서식하며 각종 질병이 발생하기 시작하고, 5.0 이하가 되면 정상 세포가 암세포로 변화하며 각종 암이 발생하며, 4.0 이하가 되면 사망하게 된다. 산성화가 진행되어 부패할수록 위중한 질병이 발생하는 것이다.

산성화된 혈액에서 세포·유익한 미생물은 살기 어려워진다. 왜냐하면, 산성화된 혈액으로 인해 세포내액도 산성화되고, 산성화된 혈액에는 산소·미네랄 원소·영양성분이 충분히 존재하지 않기 때문이다.

미네랄밸런스를 상실함으로써 산성화된 혈액에는 당연히 미네랄 원소들이 부족하다. 또한, 산성화와 산소는 서로 상극(相剋)이므로, 혈액이 산성화될수록 혈액 속의 산소도 부족해진다. 그리고 우유에 식초를 넣으면 우유가 응고되는 것처럼, 산성화된 혈액은 혈액 속의 단백질과 지방을 응고시켜 혈전(어혈)을 만들어내므로, 혈액에 혈전이 섞인 만큼 영양물질함유도는 떨어진다.

따라서 혈액이 산성화되면 세포들은 충분한 양의 산소·미네랄 원소·영양성분을 공급받지 못하게 된다. 여기에 산성화되어 혈전이 섞인 혈액은 점성이 높아져 천천히 흐르고, 세포는 더욱더 적은 양의 산소·미네랄 원소·영양성분을 공급받으므로 그림과 같이 찌그러진다.

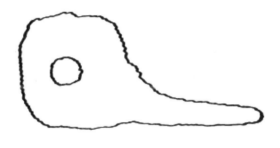

찌그러진 세포

찌그러진 세포의 세포핵, 세포막, 미토콘드리아 등은 탄력을 잃으면서 늘어지고, 주름이 생기며, 중심을 잃고 한쪽으로 쏠리면서 세포의 기능은 떨어진다.

찌그러진 세포가 간세포라면 지방과 독소를 분해하는 기능이, 뼈세포라면 뼈로서의 단단함이, 심장세포라면 수축하고 팽창하여 혈액을 순환시키는 기능이 떨어지는데, 그 모든 것을 질병이라고 한다.

혈전이 섞여 점성이 높아진 혈액은 혈관을 막는다. 혈전은 미세한 모세혈관부터 막기 시작해 세동맥과 대동맥의 순으로 피의 흐름을 막는다.

모든 세포는 모세혈관을 통해서만 혈액과 접촉한다. 동맥과 정맥은 고속도로처럼 피가 흘러서 지나갈 뿐 세포와 직접 연결되지 않는 것이다. 따라서 모세혈관이 막히면, 그 부분의 세포들은 산소·미네랄 원소·영양성분을 거의 공급받지 못하므로, 찌그러지며 세포의 기능을 상실하는데, 그것은 더 중한 질병이다.

모세혈관의 막힘은 내장기관과 감각기관은 물론 신경·뼈·근육·피부를 막론하고 몸 전체적으로 진행된다. 특히 신장과 간의 모세혈관이 막히면, 많은 수의 신장세포와 간세포가 찌그러지며 기능을 상실하므로, 요산과 독소의 제거라는 신장과 간의 기능을 제대로 수행하지 못하게 된다.

요산과 독소는 강력한 산성 물질이다. 따라서 요산과 독소를 제거하지 못하면, 혈액은 더욱더 산성화되므로 더 많은 혈전이 만들어지고, 혈액의 유속은 더욱더 느려지므로 더 많은 장기와 조직의 모세혈관이 광범위하게 막힌다. 따라서 산소·미네랄 원소·영양성분은 더욱더 부족해지므로, 더욱더 찌그러지며 세포의 기능을 상실하는데, 그것은 더욱더 중한 질병이다.

찌그러진 세포는 면역기능도 상실한다. 모든 세포는 외부의 침입으로부터 세포를 지키는 면역기능이 있는데, 그것을 면역력이라고 한다.

일반 세포들은 세균·바이러스의 공격에 대항하여 소극적으로 자기 자신을 지키는 면역력이 있고, 면역세포들은 적극적으로 세균·바이러스·암세포를 잡아먹고 노폐물을 제거함으로써 모든 세포를 지키는 면역력이 있다.

그러나 면역력이 떨어진 일반 세포들은 자기 자신을 지키지 못하게 된다. 이제 세포와 비슷한 크기의 세균과 암세포는 찌그러져 쭈글쭈글해진 세포막에 붙어 기생하고, 세포보다 수천 또는 수만 분의 일 정도로 작은 바이러스는 쭈글쭈글한 세포막을 뚫고 세포 안으로 침입하여 세포의 에너지원인 미토콘드리아에 붙어 에너지를 빨아 먹으며 번식하게 되는데, 그것이 질병이다.

또한, 면역력이 떨어진 면역세포들은 힘없이 늘어져 바로 옆으로 세균·바이러스가 지나가도 꼼짝도 하지 못하거나, 그것들과 싸워도 이기지 못하며, 심지어 세균이나 바이러스가 면역세포에 붙어 기생하게 된다. 그에 따라 세균·바이러스는 몸 안에서 자유롭게 활동하고 번식하는데, 그것은 정말 위중한 질병이다.

이 모든 것이 질병이다. 산성화된 혈액으로 인해 혈관이 막혀 각종 장기(심장·폐·간·신장 등)를 구성하는 세포들이 제대로 작동하지 않아도 질병이고, 막힌 혈관이 터지는 것도 질병이며, 면역기능이 떨어진 각종 장기에 해로운 세균·바이러스가 침입하는 것도 질병이고, 장기를 구성하는 세포들의 기능이 정지하는 것도 질병이며, 정상 세포가 산성화된 혈액에서 살아남기 위해 암세포로 변형되는 것도 질병이고, 점성이 높아진 혈액을 심장이 높은 압력을 가해 흐르게 하는 것도 질병이다. 이렇게 모든 질병은 혈액의 산성화로부터 비롯된다.

질병은 그림과 같은 하나의 거대한 나무다. 질병이라는 나무에는 셀 수도 없을 정도로 수많은 종류의 증상이라는 잎사귀들이 매달려 있다. 증상이라는 질병의 잎사귀들은 면역력의 약화라는 질병의 굵은 줄기에 연결되고, 면역력의 약화라는 질병의 굵은 줄기는 혈액의 산성화라는 질병의 밑동과 연결된다. 그리고 혈액의 산성화라는 질병의 밑동은 혈액의 미네랄밸런스 상실이라는 질병의 뿌리와 직결된다.

결국, 모든 질병은 혈액의 미네랄밸런스 상실로부터 시작된다. 혈액이 미네랄밸런스를 상실함으로써 산성화되고, 산성화된 혈액이 세포의 면역력을 떨어뜨림으로써 질병이라는 수많은 증상이 나타나는 것이다.

그러므로 혈액의 미네랄밸런스 상실은 모든 질병의 뿌리다. 따라서 혈액이 미네랄밸런스를 회복하면 모든 질병은 사라지게 되는데, 그것은 세포가 탄생하고 진화한 과정을 유추해 보아도 알 수 있다.

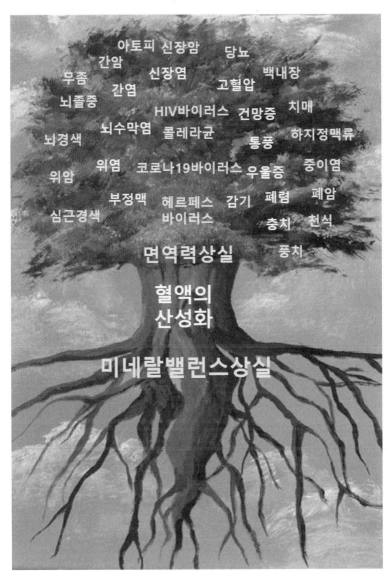

질병이라는 나무

세포의
탄생과 진화

생명은 원시 바다에서 탄생했다. 생명의 어머니인 지구는 지구를 구성하는 모든 미네랄 원소들을 물에 녹여 원시 바다를 창조했다.

원시 바닷물은 미네랄밸런스를 유지하고 있었다. 왜냐하면, 원시 바다는 수십억 년에 걸쳐 지구에 존재하는 모든 종류의 미네랄 원소들이 그 비율에 따라 물에 녹아 들어가면서 만들어졌기 때문이다.

그러므로 미네랄밸런스는 지구를 구성하는 미네랄 원소들의 비율이자, 원시 바다를 구성하는 미네랄 원소들의 비율이다. 지구와 원시 바다의 비율이 미네랄밸런스인 것이다.

원시 바닷물은 지구의 양수다. 지구는 지구자기장과 미네랄 원소들의 조화와 균형 속에서 원소들을 결합해 다양한 형태의 단백질을 만들었고, 다양한 단백질들을 결합해 다양한 형태의 생명을 탄생시켰다. 그 생명이 '세포'와 세포에 '유익한 미생물'이다.

지구의 양수에서 탄생한 세포·유익한 미생물은 원시 바닷물 속에 녹아있는 산소를 호흡하고, 영양물질을 받아들이는 구조를 지니게 되었다. 또한, 지구와 원시 바다의 비율에 따라 모든 미네랄 원소들을

질병의 뿌리 : 코로나19의 뿌리를 자르는 미네랄밸런스

수용하고, 그것들이 하나로 작동하는 형태와 구조로 진화하게 되었다. 미네랄밸런스를 수용하고, 미네랄밸런스가 작동하는 시스템을 지니게 된 것이다.

지구의 양수에서 태어난 세포·유익한 미생물은 언제나 필요한 모든 것을 얻을 수 있었다. 왜냐하면, 세포·유익한 미생물의 외부는 언제나 미네랄밸런스를 유지하고, 산소와 각종 영양성분을 충분히 함유한 원시 바닷물이 가득했기 때문이다.

원시 바닷물은 미네랄밸런스가 이루어져 있으므로 약알칼리성으로 언제나 맑고 깨끗했다. 또한, 원시 바닷물 속에는 세포·유익한 미생물을 부패시키는 것은 처음부터 존재할 수 없었다. 그래서 세포·유익한 미생물은 서로 공존하며, 억겁의 시간 동안 원시 바닷물로부터 원하는 모든 것을 충족하면서, 수없이 분열을 거듭하며 수많은 2세를 남길 수 있었다.

분열에 분열을 거듭한 세포는 원시 바다를 가득 채웠고, 필연적으로 영양물질을 얻기 위해 경쟁하게 되었다. 세포는 경쟁에서 이기기 위해 서로 역할을 분담하여 하나의 몸으로 결합하는 방향으로 진화했다. 어떤 세포는 눈, 다른 세포는 소화기관, 또 다른 세포는 아가미로 서로 역할을 분담하여 더 큰 생명체인 하나의 몸으로 진화했고, 그 과정에서 세포·유익한 미생물의 공존 관계는 더욱 긴밀해졌다.

그렇게 하나의 몸으로 진화해도 세포는 언제나 원시 바닷물 속에서만 존재할 수 있을 뿐이었다. 왜냐하면, 세포는 미네랄밸런스가 이루어진 원시 바닷물 속에서만 생존할 수 있기 때문이다.

그래서 하나의 몸을 구성하는 세포들 사이에는 언제나 원시 바닷물이 존재하는 구조로 진화될 수밖에 없었다. 따라서 세포들 사이에는 원시 바닷물과 똑같은 혈액이 흐르게 되었고, 세포들은 미네랄밸런스를 유지한 혈액을 통해 산소를 호흡하고, 영양물질을 공급받게 되었다.

따라서 하나의 몸이 혈액의 미네랄밸런스를 유지하는 것은 어떤 어려움도 없었다. 왜냐하면, 하나의 몸의 외부는 언제나 미네랄밸런스를 유지하는 원시 바닷물로 가득했으므로, 혈액도 언제나 미네랄밸런스를 유지했고, 세포도 미네랄밸런스를 유지했기 때문이다. 미네랄밸런스를 유지하는 혈액은 원시 바닷물처럼 약알칼리성으로 맑고 깨끗했고, 그 속에는 세포를 부패하게 하는 것은 처음부터 존재할 수 없었다.

그렇게 세포는 미네랄밸런스가 이루어진 원시 바닷물과 혈액 속에서 수십억 년 동안 생존하면서 수많은 생명체로 진화하고 번성할 수 있었다.

만일 미네랄밸런스가 이루어진 원시 바닷물이나 혈액 속에 세포를 부패시키는 어떤 것, 예를 들어 세포를 산성화시켜 죽이는 단 한 종류의 해로운 세균이나 바이러스가 존재했다면, 모든 세포는 진화 과정에서 사라졌을 것이고, 생명의 물줄기는 다른 방향으로 이어졌을 것이다.

세포·유익한 미생물,
해로운 세균·바이러스

　그 후 몸은 어류, 양서류, 파충류, 포유류로 진화하며 바다를 벗어
나 육지로 진출했다. 마침내 몸은 지구의 양수를 떠나 공기 중으로 나
온 것이다.

　지구와 마찬가지로 모든 어머니는 원시 바닷물과 똑같은 양수를 몸
안에 창조하고, 그 속에서 하나의 세포를 진화시킨다. 하나의 세포는
어머니의 양수 속에서 아홉 달 동안 분열에 분열을 거듭해 하나의 몸
으로 진화한 후 공기 중으로 나온다.

　육지로 진출한 몸의 외부는 원시 바닷물 대신 공기로 가득했다. 공
기 중에는 미네랄 원소가 존재하지 않으므로 몸은 미네랄 원소들을
먹이와 물을 통해서 얻어야만 했다. 따라서 혈액의 미네랄밸런스를 유
지하기는 쉽지 않게 되었다.

　이제 몸은 미네랄 원소들을 풍부하게 함유한 물과 먹이를 충분히
골고루 섭취하면 혈액의 미네랄밸런스를 유지할 수 있지만, 그렇지 않
으면 혈액의 미네랄밸런스는 무너지게 되었다.

　시간이 지남에 따라 육지의 미네랄 원소 함유도는 떨어질 수밖에 없

다. 왜냐하면, 바닷속에 있던 육지가 대륙의 융기작용으로 처음 물 바깥으로 드러났을 때는 미네랄 원소들이 풍부하지만, 시간이 지남에 따라 미네랄 원소들은 빗물에 녹아 바다로 돌아가므로 육지의 미네랄 원소들은 점차 사라지기 때문이다. 그리고 지구 산성화는 그런 과정을 촉진한다.

그러므로 시간이 지날수록 육지로 진출한 몸은 충분히 미네랄 원소들을 섭취하기 어렵게 되었다. 더욱이 모든 생명 활동은 미네랄 원소를 소비하고 산성 물질을 생성한다. 따라서 육지로 진출한 몸은 점차 미네랄밸런스를 상실할 수밖에 없었고, 그에 따라 혈액의 미네랄밸런스도 무너지며 산성화될 수밖에 없었다.

세포는 산성화된 혈액 속에서는 오랫동안 생존할 수 없다. 세포는 산성화된 혈액으로부터 산소·미네랄 원소·영양성분을 충분히 공급받을 수 없으므로 점차 쇠약해지다가 죽을 수밖에 없다.

또한, 유익한 미생물 중의 일부는 산성화된 환경에서 살아남기 위해 해로운 세균·바이러스로 변형되었다. 그것은 몸이 산성화되면, 정상 세포가 암세포로 변하는 것과 같은 원리이다. 해로운 세균·바이러스는 산성화된 먹이를 먹어야만 생존할 수 있으므로, 산성화된 환경을 조성함으로써 세포·유익한 미생물의 산성화를 촉진한다.

이제 지구에는 미네랄밸런스가 이루어진 원시 바닷물에서 태어나 그곳에서 진화한 세포·유익한 미생물들과, 미네랄밸런스가 붕괴되고 산성화된 환경에서 태어나 그곳에서 진화한 수많은 유형의 해로운 세균·바이러스들이 공존하며 순환하게 되었다.

세포·유익한 미생물은 미네랄밸런스가 이루어진 약알칼리성의 원시 바다에서 태어나 그곳에서 살아가므로, 그곳에 존재하는 모든 종류의 원소가 조화와 균형을 유지하는 방식으로 진화한다. 따라서 시간이 지날수록 더욱더 크고 복잡하면서도 고도로 일체화된 생명체로 진화했다.

그에 반해 해로운 세균·바이러스는 미네랄밸런스가 붕괴된 산성화된 환경에서 태어나 그곳에서 살아가므로, 그곳에 존재하는 일부 원소들이 조화와 균형을 유지하는 방식으로 진화한다. 따라서 시간이 지나 최대한 진화해도 조그마한 벌레(蟲) 이상의 크고 복잡한 생명체로 진화할 수 없었다.

산성화된 환경의 유형에 따라 그곳에서 탄생하고 진화한 세균·바이러스의 종류는 달라진다. 특정한 유형의 산성화된 환경에서 탄생한 세균·바이러스는, 그러한 환경을 조성하는 몇몇 특정한 미네랄 원소들로만 이루어지고, 그런 미네랄 원소들이 유기적으로 작동하는 형태와 구조를 지닌다.

산성화는 미네랄밸런스가 무너지면서 발생하는 현상이다. 그런데 미네랄밸런스가 무너진 유형은 수없이 다양하다. 왜냐하면, 미네랄 원소들의 종류는 120여 가지 이상이기 때문이다. 단 한 종류 또는 몇 가지 종류의 미네랄 원소가 부족해도 미네랄밸런스는 무너지고, 수십 종의 미네랄 원소가 부족해도 미네랄밸런스는 무너진다. 따라서 미네랄밸런스가 무너져 산성화된 유형은 수없이 다양할 수밖에 없고, 그것은 pH 수치로 분류할 수도 없을 정도다.

그러므로 세균·바이러스의 종류는 수없이 다양할 수밖에 없다. 그리고 모든 세균·바이러스는 끊임없이 분화하며 진화하므로 더욱더 수많은 종류의 세균·바이러스가 생기게 되었다.

모든 생명체는 자신이 처음 태어난 환경과 똑같은 환경에서는 활발하게 활동하면서 진화하지만, 다른 환경에서는 힘을 쓰지 못하므로 약해지다가 사멸한다.

세포·유익한 미생물은 미네랄밸런스가 이루어진 원시 바닷물과 혈액 속에서 태어나고 진화한 생명체들이다. 그러므로 미네랄밸런스가 이루어진 원시 바닷물과 혈액 속에서 활발하게 활동하고 번식하지만, 산성화된 환경에서는 힘을 쓰지 못하고 약해지다가 사멸하게 된다. 따라서 이 세상의 모든 세포·유익한 미생물을 제거하려면 지구를 산성화시키면 된다. 특히 바다가 산성화되면 모든 세포·유익한 미생물은 한순간에 멸종할 것이다.

그에 반해 해로운 세균·바이러스는 다양한 산성화된 환경 중 한 가지 유형의 산성화된 환경에서 태어나고 진화한 생명체들이다. 따라서 자신이 태어나고 진화한 산성화된 환경과 똑같은 유형의 산성화된 환경에서는 활발하게 활동하고 진화한다. 하지만 다른 유형의 산성화된 환경이나, 미네랄밸런스가 이루어진 환경에서는 힘을 쓰지 못하고 약해지다가 사멸한다.

그러므로 해로운 세균·바이러스를 제거하는 두 가지 방법이 있을 수 있다. 첫 번째 방법은 특정한 세균·바이러스가 태어나고 진화한 환경과 다른 새로운 유형의 산성화된 환경을 조성함으로써 특정한 세균·바이러스만을 제거하는 방법인데, 이는 효과적인 방법은 아니다. 왜냐하면, 이 방법은 새로운 유형의 산성화된 환경에 적합한 또 다른 세균·바이러스를 불러오고, 세포·유익한 미생물은 사멸시키기 때문이다.

두 번째 방법은 미네랄밸런스가 이루어진 원시 바닷물 또는 혈액으로 모든 해로운 세균·바이러스를 한꺼번에 제거하는 것이다. 이 방법은 매우 효과적이다. 왜냐하면, 미네랄밸런스가 이루어진 물과 혈액에서 모든 세포·유익한 미생물은 힘이 강해지고 활발하게 번식하지만, 모든 해로운 세균·바이러스는 힘을 쓰지 못하고 약해지다가 사멸하기 때문이다.

미네랄밸런스가 이루어진 원시 바닷물과 혈액 속에서 모든 세포·유익한 미생물은 제 기능을 발휘하고, 모든 해로운 세균·바이러스는 약해지다가 사멸하는 원인은 다음 3가지 측면에서 찾을 수 있다.

첫째, '확산과 삼투압의 원리'가 적용되기 때문이다. 확산은 물질이 고농도에서 저농도로 이동하여 세포내액과 세포외액 사이의 균형을 유지하려는 현상이고, 삼투압은 물이 저농도에서 고농도로 이동하여 세포내액과 세포외액 사이의 균형을 유지하려는 현상이다.

세포·유익한 미생물과 해로운 세균·바이러스가 미네랄밸런스가 이루어진 물이나 혈액 속에 존재하는 경우, 확산과 삼투압의 원리에 따라 미네랄 원소들은 농도가 높은 물과 혈액 속에서 농도가 낮은 세포·유익한 미생물·세균·바이러스의 내부로 이동하려는 압력을 받게 되고, 물은 반대 방향으로 이동하려는 압력을 받게 된다.

세포·유익한 미생물은 모든 종류의 미네랄 원소를 수용하고 그것들이 하나로 조화롭게 작동하는 형태와 구조를 지닌다. 따라서 미네랄밸런스를 이루고 있는 모든 종류의 미네랄 원소들을 세포의 내부로 받아들임으로써 세포내액과 세포외액의 균형을 유지하고, 본래의 형태를 회복하고 그 기능을 완벽하게 발휘하게 된다.

하지만 해로운 세균·바이러스는 특정한 유형의 산성화된 환경을 조성하는 몇몇 미네랄 원소들만을 수용하고 그것들이 유기적으로 작동하는 형태와 구조를 지닌다. 그러므로 미네랄밸런스를 이루고 있는 모든 종류의 미네랄 원소들이 그 내부로 들어오거나, 그 내부의 물이 외부로 유출되면 계속 생존할 수 없다. 따라서 해로운 세균·바이러스를 감싸고 있는 막은 미네랄 원소와 물의 이동을 차단하려 하지만, 100여 가지 이상의 미네랄 원소들이 가하는 외부적인 압력과 물이 가하는 내부적인 압력에 의해 힘이 약해지다가 사멸하게 된다.

둘째, 미네랄 원소들 사이에는 '상승작용과 길항작용'이 발생하기 때문이다. 미네랄 원소들이 서로 영향을 주고받음으로써 서로의 기능을 증대시키는 것을 상승작용이라고 하고, 상쇄시키는 것을 길항작용이라고 한다. 미네랄밸런스는 모든 미네랄 원소 사이에 상승작용이 일어나게 하는 미네랄 원소들의 비율이다.

원시바다에서 탄생하고 진화한 세포·유익한 미생물은, 모든 미네랄 원소들이 서로 상승작용을 일으키는 구조와 형태를 지닌다. 따라서 미네랄밸런스가 이루어진 물과 혈액에서 세포·유익한 미생물을 구성하는 모든 미네랄 원소는 상승작용을 일으키므로, 세포는 힘이 강해지고 그 기능을 완벽하게 발휘한다.

그에 반해 산성화된 환경에서 태어나고 진화한 세균·바이러스는, 단지 몇 가지 미네랄 원소들만이 서로 상승작용을 일으키는 형태와 구조를 지닌다. 그러나 미네랄밸런스가 이루어진 물과 혈액에는 세균·바이러스를 구성하는 미네랄 원소들과 길항작용을 일으키는 미네랄 원소가 반드시 존재하므로, 길항작용에 의해 세균·바이러스는 시간이 지날수록 힘이 약해지다가 결국 사멸한다.

셋째, 미네랄밸런스가 이루어진 원시 바닷물과 혈액은 '약육강식(弱肉强食)의 법칙'이 적용되는 야생의 세계이기 때문이다.

미네랄밸런스가 이루어진 약알칼리성의 원시 바닷물과 혈액 속에서, 약알칼리인 세포·유익한 미생물은 시간이 지날수록 힘이 강해지고 숫자도 많아지지만, 산성인 세균·바이러스는 시간이 지날수록 힘이 약해지고 숫자도 줄어든다.

그러므로 세포·유익한 미생물은 강자가 되고, 세균·바이러스는 약자가 된다. 따라서 강자인 세포·유익한 미생물은 약자인 세균·바이러스를 닥치는 대로 잡아먹으므로, 세포·유익한 미생물은 번성하고 세균·바이러스는 사멸하게 된다.

그러므로 혈액의 미네랄밸런스가 이루어지는 것이 중요하다. 왜냐하면, 몸속의 모든 세포·유익한 미생물·세균·바이러스는 혈액이라는 바닷물속에 잠겨 있기 때문이다.

따라서 혈액의 미네랄밸런스가 이루어지는지에 따라 완전히 다른 상황이 펼쳐지게 된다. 왜냐하면, 미네랄밸런스가 이루어지면 세포·유익한 미생물이 강자로서 번성하지만, 미네랄밸런스가 무너지면 해로운 세균·바이러스가 강자로서 번성하기 때문이다.

그러나 지구산성화가 진행되는 가운데 살아가는 사람들의 혈액은 미네랄밸런스가 무너진 상태. 혈액 속에 몇 가지 미네랄 원소들은 너무 많이 존재하고, 다른 미네랄 원소들은 너무 적게 존재하며, 특정 미네랄 원소들은 아예 존재하지도 않는 것이다.

미네랄밸런스가 무너진 혈액은 산성화되고, 산성화된 혈액은 세균·바이러스의 놀이터가 된다. 이제 각종 세균·바이러스는 빠르게 번식하면서 온몸으로 퍼져 다양한 질병을 일으키고, 병원은 수많은 환자로 발 디딜 틈이 없게 되었다.

그러므로 질병에서 벗어나려면 산성화된 혈액의 미네랄밸런스를 다시 회복해야 하고, 혈액의 미네랄밸런스를 회복하려면 미네랄 원소들을 풍부하게 함유한 식품과 물을 골고루 충분히 섭취해야 한다.

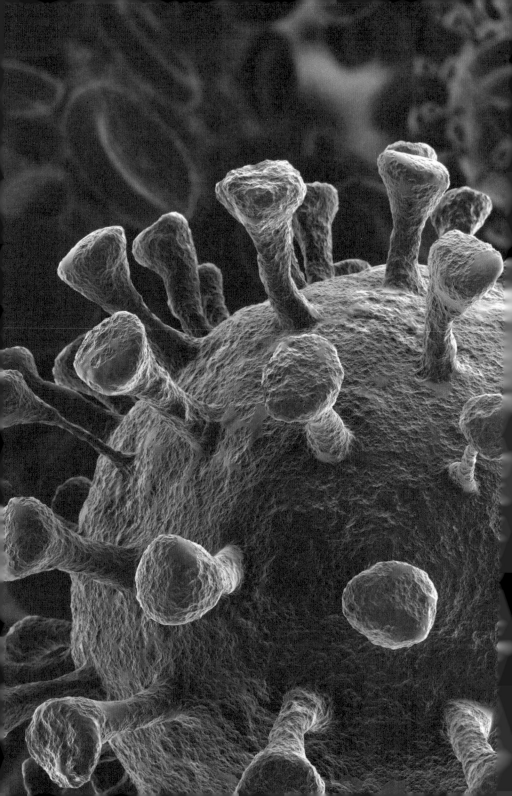

제3장

미네랄
톡톡

미네랄 원소들의
결정체

식품에는 모든 종류의 미네랄 원소들이 포함되어 있다. 따라서 미네랄 원소들을 많이 함유한 식품을 충분히 골고루 섭취하면, 혈액의 미네랄밸런스를 회복함으로써 모든 질병을 극복할 수 있다.

그래서 의성 히포크라테스(Hippocrates)는 "음식으로 못 고치는 병은 약으로도 못 고친다"고 했다. 이 말은 '약으로 못 고치는 병을 음식으로는 고칠 수 있다'는 의미다. 또한 '약으로는 무너진 미네랄밸런스를 회복할 수 없지만, 식품으로는 가능하다'라는 뜻이기도 하다. 그러므로 자연에서 생산된 식품들을 미네랄밸런스의 비율에 맞게 골고루 충분히 섭취하면 모든 질병을 극복하게 된다.

그러나 한 가지 식품은 단지 몇 가지 종류의 미네랄 원소만 함유하고, 지구 산성화로 인해 식품의 미네랄 원소 함유도는 시간이 갈수록 떨어지고 있다. 따라서 음식을 통해 100여 종류 이상의 미네랄 원소들을 골고루 충분히 섭취하려면, 매일 백여 종류 이상의 식품들을 엄청나게 많이 먹어야만 한다. 그러므로 단순히 음식을 섭취하는 것으로 미네랄밸런스를 회복하고 유지하기는 어렵게 되었다.

하지만 현대과학은 모든 분야에 걸쳐 막대한 지식을 축적하고 있다. 이런 지식을 충분히 활용하면, 완벽한 미네랄밸런스의 비율을 찾아내고, 그 비율에 맞게 식품에서 미네랄 원소들을 추출하여 '미네랄 원소들의 결정체'를 만들 수 있다.

그렇게 만들어진 미네랄 원소들의 결정체를 섭취하는 것은, 백여 종류 이상의 식품들을 골고루 충분히 섭취하는 것과 같은 효과를 나타내므로 질병을 뿌리를 자르게 된다.

질병의 뿌리를 잘라버리는 미네랄 원소들의 결정체는 다음과 같은 특징을 지닐 수밖에 없다. 따라서 어떤 물질이 미네랄 원소들의 결정체인지는 누구라도 쉽게 알 수 있다.

첫째, 미네랄 원소들의 결정체는 먹을 수 있는 식품이어야 한다. 왜냐하면, 몸이 먹을 수 없는 물질은 세포도 먹을 수 없고, 만일 그런 물질을 세포가 흡수하면, 그 세포는 파괴되고 그에 따라 몸도 파괴되기 때문이다.

질병을 치료하는 모든 약, 몸을 아름답게 가꾸는 모든 화장품은 반드시 먹을 수 있는 식품을 원료로 만들어져야 한다. 왜냐하면, 먹거나 몸에 바른 물질은 결국 세포가 먹기 때문이다. 따라서 먹을 수 없는 물질로 질병을 치료하거나 몸을 치장하면, 세포가 손상되므로 오히려 새로운 질병이 생기고 몸의 아름다움은 무너지게 된다.

그러므로 질병의 뿌리를 잘라버리는 미네랄 원소들의 결정체는 반드시 맛있게 먹을 수 있는 식품의 형태로 존재해야만 하고, 먹을 수 없는 물질은 미네랄 원소들의 결정체일 수 없다.

둘째, 미네랄 원소들의 결정체는 물속에서 이온 형태로 존재해야 한다. 왜냐하면, 이온 형태로 존재하는 미네랄 원소는 물에 잘 녹으므로 세포 속으로 쉽게 흡수되어 고유의 기능을 발휘하지만, 물에 녹지 않는 물질은 세포 속으로 쉽게 흡수되지 않고, 흡수되어도 미네랄 원소 고유의 기능을 발휘할 수 없기 때문이다.

그러므로 물에 녹지 않는 물질은 미네랄 원소들의 결정체일 수 없다.

셋째, 미네랄 원소들의 결정체가 녹아있는 용액은 원시 바닷물처럼 미네랄밸런스가 이루어진 pH 7.4 이상의 약알칼리성이어야 한다.

그러므로 미네랄 원소들의 결정체가 녹은 용액에서 모든 세포·유익한 미생물은 본래의 형태를 회복하고 그 기능을 완벽하게 발휘하며 번성하지만, 산성화된 환경에서 진화한 모든 해로운 세균·바이러스·암세포는 찌그러지며 약해지다가 사멸할 것이다.

따라서 미네랄 원소들의 결정체를 희석한 용액으로 세포·유일한 미생물과 해로운 세균·바이러스·암세포를 배양하면, 세포·유익한 미생물은 번성하지만, 해로운 세균·바이러스는 사멸할 것이다.

또한, 미네랄 원소들의 결정체가 녹아있는 용액을 마시면, 입안과 식도 및 위장을 구성하는 세포들과 그 부분에 서식하는 유익한 미생물들은 본래의 형태를 회복하고 그 기능을 완벽하게 발휘하며 번식하지만, 그 부분에 서식하는 모든 해로운 세균·바이러스는 사멸할 것이다.

따라서 입안과 식도, 위장을 구성하는 모든 세포·유익한 미생물은 번성하고, 그곳에 서식하는 충치균·풍치균·백태균을 비롯한 모든 세균과 헤르페스바이러스·코로나19바이러스를 비롯한 모든 바이러스는 사라지므로 속은 편안해지고 대변은 황금색으로 변하면서 몸의 소화 기능은 획기적으로 향상될 것이다.

그러므로 미네랄 원소들의 결정체가 녹은 용액을 잠깐 입안에 머금고 있어도 충치로 인한 통증이 사라지고, 풍치로 흔들리던 잇몸이 단단해지며, 입 냄새가 나지 않을 것이다. 왜냐하면, 충치·풍치·입 냄새 또한 세균·바이러스가 일으키는 질병이기 때문이다.

마찬가지로 미네랄 원소들의 결정체가 녹아있는 용액을 상처에 바르면, 상처는 빠르게 아물 것이다. 왜냐하면, 그 용액과 접촉한 세포·유익한 미생물은 본래의 형태를 회복하고 제 기능을 발휘하지만, 모든 해로운 세균·바이러스는 제거되기 때문이다. 따라서 과산화수소로 상처를 소독함으로써 주변의 건강한 세포들까지 사멸시킬 이유가 없어질 것이다. 또한, 그 용액을 피부에 바르면, 아토피·무좀 등 각종 피부병을 일으키는 모든 해로운 세균·바이러스가 제거되므로 각종 피부병도 치료될 것이다.

넷째, 미네랄 원소들의 결정체가 녹은 용액이 혈액으로 들어가면, 혈액은 빠르게 미네랄밸런스를 회복함으로써 원시 바닷물과 똑같은 용액으로 바뀌어야 한다.

따라서 미네랄 원소들의 결정체가 녹은 혈액에서, 모든 세포·유익한 미생물은 본래의 형태를 회복하고 그 기능을 완벽하게 발휘하며 번성하지만, 모든 해로운 세균·바이러스·암세포는 찌그러지며 약해지다가 사멸할 것이다. 설사 바이러스가 세포 안에 기생하며 숨어있어도 빠르게 사멸할 것이다. 왜냐하면, 혈액의 미네랄밸런스가 회복되는 것과 거의 동시에 세포내액의 미네랄밸런스도 회복되기 때문이다.

또한, 미네랄밸런스를 회복한 혈액은 산소포화도가 높고 맑으며 유속이 빠르므로 혈전을 생성하지 않는 것은 물론, 기존의 혈전을 녹여 몸 바깥으로 배출시킬 것이다. 왜냐하면, 혈전은 산성이고, 미네랄밸런스가 이루어진 혈액은 약알칼리성이기 때문이다. 따라서 고혈압을 비롯해 산성화된 혈액이 혈관을 막으면서 발생하는 모든 질병은 한꺼번에 치유될 것이다.

그러므로 적당한 비율로 미네랄 원소들의 결정체를 희석한 용액을 정맥에 주사하기 전과 후의 혈액검사결과는 완전히 다를 것이다. 당연히 어떤 물질이 미네랄 원소들의 결정체라면, 그 용액을 혈관에 직접 주사해도 전혀 문제가 없을 것이다.

마찬가지로 어떤 물질이 미네랄 원소들의 결정체라면, 그 용액을 꾸준히 수시로 섭취하기 전·후의 혈액검사결과는 완전히 다를 것이다. 따라서 섭취하기 전·후의 혈액검사결과를 비교해도 어떤 물질이 미네랄 원소들의 결정체인지를 쉽게 알 수 있을 것이다.

다섯째, 미네랄 원소들의 결정체가 녹은 용액이 혈액으로 들어가면, 몸의 면역력은 획기적으로 향상되어야 한다. 왜냐하면, 혈액은 약육강식의 법칙이 적용되는 야생의 세계이기 때문이다.

미네랄밸런스가 이루어진 혈액에서 면역기능을 회복한 면역세포는 가장 강력한 강자로서 모든 해로운 세균·바이러스·암세포를 잡아먹을 것이다. 왜냐하면, 미네랄밸런스가 이루어진 혈액에서 면역세포는 시간이 지날수록 그 숫자가 많아지며 힘이 강해지지만, 세균·바이러스·암세포는 시간이 지날수록 힘이 약해지며 그 숫자도 줄기 때문이다. 더욱이 면역력을 회복한 면역세포는 새로운 종류의 세균·바이러스가 몸 안으로 침입해도 짧은 시간 안에 그것들을 제거할 수단을 자체적으로 찾아내는 시스템까지 보유하고 있으므로 그야말로 무적의 존재가 될 것이다.

따라서 강자인 면역세포들은 혈액 속에 존재하는 에이즈(HIV)바이러스를 비롯한 모든 종류의 바이러스와 콜레라균을 비롯한 모든 종류의 해로운 세균은 물론 모든 종류의 암세포를 신속하게 제거할 것이다. 당연히 지금 세계적으로 유행하고 있는 코로나19바이러스도 빠르게 제거할 것이고, 그 외에 항생제에 내성을 지닌 모든 종류의 슈퍼 바이러스와 슈퍼 세균, 슈퍼 박테리아를 제거할 것이다. 그러므로 새로운 바이러스·세균이 등장해도 인류는 전혀 두려워할 이유가 없을 것이다.

여섯째, 미네랄 원소들의 결정체는 몸의 힘을 강하게 해야 한다. 왜냐하면, 미네랄 원소들이 세포 안으로 들어가면 전체 세포들은 미네랄 원소를 매개로 유기적 일체로 작동하기 때문이다.

몸처럼 세포들도 서로 말을 주고받는다. 세포들은 미네랄 원소로 말하고 듣는다. 세포는 '배고프다, 목마르다, 숨차다, 힘이 없다'라는 등등의 말을 그에 맞는 미네랄 원소를 내보내고 받아들이는 방식으로 말하고 듣는 것이다.

또한, 세포들은 미네랄 원소들을 통해 하나로 연결된다. 세포들은 미네랄 원소들을 매개로 서로의 손을 잡고 하나로 연결되는 것이다. 따라서 세포들은 모든 미네랄 원소를 충분히 보유하고 있으면 서로 의사소통을 하면서 하나로 연결되어 유기적 일체로 작동한다.

그러므로 미네랄 원소들의 결정체가 혈액을 통해 모든 세포에 도달하면, 세포들은 미네랄 원소들을 매개로 하나로 연결되어 일체화되므로, 몸은 힘이 강해지고 균형감각과 운동능력이 획기적으로 향상될 것이다. 따라서 미네랄 원소들의 결정체를 섭취하기 전·후에 AK테스트를 하면 몸의 힘과 균형감각이 크게 상승했음을 느낄 수 있을 것이다.

일곱째, 미네랄 원소들의 결정체는 인류에게 불로장생(不老長生)을 가져와야 한다. 왜냐하면, 몸의 젊음은 세포들의 젊음의 총합이고, 늙음은 세포들의 늙음의 총합인데, 미네랄 원소들의 결정체를 섭취한 몸은 언제나 젊고 건강한 세포들로만 구성되기 때문이다.

세포의 수명은 평균 50일 정도이다. 늙음은 찌그러져 기능이 떨어진 세포들의 숫자가 증가하거나, 찌그러져 가사상태에 빠져 기능을 상실한 채 50일 이상 생존하는 세포들의 숫자가 증가하면서 발생하는 현상이다. 찌그러지거나 가사상태에 빠진 세포들의 숫자가 증가하면, 몸은 힘이 떨어지고 주름이 생기며 피부에 반점이 생기거나 색깔이 변하는 등의 현상이 나타나는데 그것이 늙음이다.

세포가 찌그러지거나 가사상태에 빠지는 것은 세포가 미네랄밸런스를 상실했기 때문이다. 세포가 미네랄밸런스를 상실하는 것은 몸에서 미네랄 원소들이 빠져나간 만큼 몸에 미네랄 원소들이 보충되지 않았기 때문이다. 결국, 늙음은 몸이 미네랄 원소들을 잃음으로써 나타나는 현상이다.

그러므로 미네랄 원소들의 결정체를 계속 섭취하면, 계속 미네랄 원소들이 공급되므로, 몸은 언제나 미네랄밸런스를 유지하게 된다. 따라서 세포들은 본래의 형태와 기능을 유지하다가, 세포분열을 통해 똑같은 세포를 만들어낸 후 50일 후에 죽고, 그러한 과정은 끝없이 이어지므로 몸은 언제나 50일 이내의 젊고 건강한 세포들로만 구성될 수밖에 없다. 따라서 언제나 젊고 건강한 세포들로만 이루어진 몸에는 늙음이라는 현상이 나타날 수 없고, 오히려 늙어가던 몸은 시간이 지날수록 힘이 강해지고, 피부에 탄력이 생기고 윤기가 나면서 젊어지게 될 것이다. 그러므로 인류의 수명은 수십 년 이상 증가할 것이다. 질병도 없고 늙음도 없이 살아가는 인간은 놀랍도록 오래 살게 되는 것이다.

인간의 육체는 염색체 끝부분의 텔로미어가 닳지 않고 존재하는 한 언제나 젊고 건강한 상태를 유지할 것이다. 따라서 인간은 죽는 날까지 인간으로서의 존엄을 유지할 것이다. 죽는 날까지 자신의 다리로 걸어서 산책하고, 자신의 손으로 밥 먹고, 자신의 의지대로 몸을 움직이다가 조용히 거룩하게 숨을 거두는 것이다.

이렇게 미네랄 원소들의 결정체는 혈액의 미네랄밸런스를 회복시켜 산성화를 치유함으로써, 질병과 늙음의 고통으로부터 인류를 구할 것이다. 그러므로 어떤 물질이 미네랄 원소들의 결정체인지는 그 물질을 복용하면 할수록 활기차고, 힘이 세지며, 젊어지고, 오래 사는지를 살펴보면 쉽게 알 수 있을 것이다.

여덟째, 미네랄 원소들의 결정체가 녹아있는 용액은 pH 7.4 이상의 알칼리성이므로 산성 물질인 술에 미네랄 원소들의 결정체를 희석하면, 술은 한순간에 알칼리성 술로 변해야 한다.

미네랄밸런스를 이룬 술의 알코올은 간에서 쉽게 해독되므로 혈액 속에 오래 머물지 않는다. 따라서 건강을 해치지 않고, 음주측정기로 측정해도 알코올성분이 매우 적게 검출될 것이다. 그러므로 어떤 물질을 술에 희석하여 마신 후 음주측정기로 알코올 수치를 측정하면 그 물질이 미네랄 원소들의 결정체인지를 알 수 있을 것이다.

또한, 세포·유익한 미생물은 살리고, 해로운 세균·바이러스는 사멸시키는 미네랄 원소들의 결정체로 화장품을 만들어 사용하면 피부를 구성하는 세포들이 건강해지고, 살균제로 사용하면 위생적으로 모든 물질을 소독하며, 가습기 살균제로 사용하면 공간을 정화하고 호흡기를 건강하게 할 것이다.

이와 같은 미네랄 원소들의 결정체의 효능은 모든 식물이나 가축에게 똑같이 적용되어야 한다. 왜냐하면, 식물이나 가축을 구성하는 세포들도 원시 바닷물에서 태어나고 진화한 생명체들이기 때문이다. 따라서 어떤 물질을 식물이나 가축에게 먹이고 그 성장 속도와 수명을 관찰하면, 그 물질이 미네랄 원소들의 결정체인지를 알 수 있을 것이다.

미네랄톡톡

최절정의 현대과학에 의해 '미네랄톡톡(Mineraltoctoc)이라는 미네랄 원소들의 결정체가 대한민국에서 이미 개발되어 있다. 미네랄톡톡은 미네랄 원소들의 결정체가 갖추어야 여러 가지 조건들을 갖추고 있다.

첫째, 미네랄톡톡은 순수한 식품으로만 만들어진다. 각종 과일, 채소, 육류, 수산물 등의 그냥 그대로 먹을 수 있는 식품에서 미네랄 원소를 추출하여 미네랄톡톡은 만들어진다. 따라서 미네랄톡톡은 특정한 질병을 치유하는 약이 아닌 식품의 형태로 존재한다.

그러므로 미네랄톡톡은 첫 번째 미네랄 원소들의 결정체의 특징을 갖추고 있다.

둘째, 미네랄톡톡을 구성하는 원소들은 물에서 이온 형태로 존재한다. 그러므로 미네랄톡톡은 물에 잘 녹는다.

그러므로 미네랄톡톡은 두 번째 미네랄 원소들의 결정체의 특징을 갖추고 있다.

질병의 뿌리 : 코로나19의 뿌리를 자르는 미네랄밸런스

셋째, 미네랄톡톡이 희석된 용액은 원시 바닷물처럼 미네랄밸런스가 이루어진 pH 8~9의 약알칼리성으로서, 원시 바닷물과 똑같다.

따라서 미네랄톡톡 용액에서 모든 세포·유익한 미생물은 본래의 형태를 회복하고 그 기능을 완벽하게 발휘하며 번성하지만, 산성화된 환경에서 태어나고 진화한 해로운 세균·바이러스·암세포는 찌그러지면서 약해지다가 사멸한다.

이 같은 사실은 '미생물배양실험', '미생물 항균 활성 및 생장 촉진능 실험', '암세포 성장 및 독성 실험', '면역세포·폐세포 성장 및 독성 실험'을 통해 확인할 수 있는데, 위 실험자료들은 이 책의 끝에 첨부돼 있다.

위 실험결과를 종합하면, 0.4% 미네랄톡톡 용액에서, 면역세포·폐세포·유익한 미생물인 고초균과 유산균은 활발하게 번식하지만, 해로운 세균인 대장균·포도상구균과 일곱 종류의 암세포는 완전히 사멸하거나 감소한다는 사실을 확인할 수 있다. 해로운 세균·암세포들이 사멸하거나 감소한다는 것은, 충분한 시간이 주어지면 완전히 사멸한다는 의미이다.

면역세포·폐세포와 유익한 미생물인 고초균·유산균이 활발하게 번식한다는 것은, 모든 종류의 세포·유익한 미생물이 힘이 강해지고 활발하게 번식한다는 의미이다. 또한, 두 종류의 해로운 세균과 일곱 종류의 암세포가 사멸한다는 것은, 모든 종류의 해로운 세균과 암세포가 힘이 약해지며 사멸한다는 의미다.

미네랄톡톡에 대한 바이러스의 성장 및 독성 실험은 그 위험성으로 인해 필자가 수행할 수 없었다. 하지만 0.4% 미네랄톡톡 용액에서 해로운 세균·암세포가 사멸하는 것은, 모든 종류의 바이러스도 사멸한다는 것을 의미한다. 왜냐하면, 미세한 생명체인 바이러스는 세균이나 암세포보다 구조적으로 취약하므로 환경이 약간만 변해도 사멸하는데, 미네랄밸런스를 회복함으로써 약알칼리성으로 변화된 용액은 바이러스가 도저히 생존할 수 없는 환경이기 때문이다.

이렇게 0.4% 미네랄톡톡 용액에서 모든 세포·유익한 미생물은 가장 힘이 강해지고 활발하게 번식하고, 모든 해로운 세균·바이러스·암세포는 힘이 약해지다가 사멸하므로 0.4% 미네랄톡톡 용액은 원시 바닷물과 똑같은 용액임이 틀림없다.

그러므로 미네랄톡톡은 세 번째 미네랄 원소들의 결정체의 특징을 갖추고 있다.

넷째, pH 8~9의 약알칼리성인 0.4% 미네랄톡톡 용액을 수시로 섭취하거나 정맥에 주사하면, 혈액은 pH 7.3~7.5로 수렴하며 미네랄톡톡 혈액으로 변하므로 원시 바닷물과 똑같아지게 된다.

따라서 미네랄톡톡 혈액에서 모든 세포·유익한 미생물은 본래의 형태를 회복하고 그 기능을 완벽하게 발휘하며 번성하지만, 산성화된 환경에서 태어나고 진화한 해로운 세균·바이러스·암세포는 찌그러지면서 약해지다가 사멸하는데, 이 같은 사실은 앞의 미네랄톡톡 용액 실험으로 이미 확인되었다.

특히 모든 종류의 바이러스는 미네랄밸런스가 이루어진 혈액에서 순식간에 사멸하는데, 이는 필자가 헤르페스바이러스로 5개월 이상 말을 하지 못하다가 미네랄톡톡 용액을 마신 후 약 7시간 만에 말을 하게 된 사실로도 알 수 있다. 또한, 10여 년 이상 수시로 감기와 비염 등에 시달리던 필자가 미네랄톡톡을 섭취하면서 다시는 감기와 비염이 재발하지 않게 된 사실도 모든 종류의 바이러스는 미네랄밸런스가 이루어진 혈액 속에서는 생존할 수 없다는 것을 의미한다.

또한, 미네랄톡톡을 섭취하기 전·후의 혈액·소변검사결과는 산성화된 혈액이 미네랄밸런스를 이룬 약알칼리성의 혈액으로 변하는 것을 나타내는데, 이는 이 책의 끝에 첨부된 필자의 혈액·소변검사결과로 확인할 수 있다.

이 같은 실험자료와 검사결과는 미네랄톡톡이 미네랄 원소들의 결정체이고, 0.4% 미네랄톡톡 용액을 섭취하면 혈액 또한 원시 바닷물과 똑같다는 것을 명백히 보여주고 있다.

그러므로 미네랄톡톡은 네 번째 미네랄 원소들의 결정체의 특징을 갖추고 있다.

다섯째, 0.4% 미네랄톡톡 혈액은 원시 바닷물과 똑같으므로, 그곳에서는 면역세포는 강자가 되고, 세균·바이러스·암세포는 약자가 된다. 따라서 강자인 면역세포들은 약자인 세균·바이러스·암세포들을 약육강식의 법칙에 따라 빠르게 잡아먹으며 제거하게 된다.

미네랄톡톡이 세포의 면역력을 획기적으로 강화하는 것은 면역력이 약해진 환자가 미네랄톡톡 용액을 섭취하면 쉽게 확인할 수 있다. 왜냐하면, 환자가 섭취한 미네랄톡톡 용액은 매우 빠르게 혈액으로 들어가 혈액을 미네랄톡톡 혈액으로 변화시키고, 미네랄톡톡 혈액은 빠르게 세포내액의 미네랄밸런스를 회복시켜 세포의 면역력을 증가시키기 때문이다.

여기에 미네랄밸런스를 유지하는 미네랄톡톡 용액과 미네랄톡톡 혈액 또한 유해한 세균·바이러스를 직접 제거하므로 환자의 면역력은 그야말로 빠르고 획기적으로 증가할 수밖에 없다.

이러한 미네랄톡톡의 효능은 복잡한 동물실험과 임상실험을 거칠 필요도 없이 즉시 환자에게 투여해도 아무런 문제가 없다. 왜냐하면, 동물실험과 임상실험은 화학물질로 만들어진 약품이 세포에 해가 되는지를 검증하기 위해 실시하는데, 미네랄톡톡은 순수한 식품으로 만들어지므로 0.4%라는 비율만 지키면 세포에 어떠한 위해도 없다는 사실이 앞선 실험들을 통해 이미 입증되었기 때문이다.

그러므로 미네랄톡톡은 다섯 번째 미네랄 원소들의 결정체의 특징을 갖추고 있다.

여섯째, 미네랄톡톡은 몸의 힘을 강하게 한다. 0.4% 미네랄톡톡 용액을 섭취하거나 정맥에 주사하면, 즉시 몸의 힘이 강해지고 균형을 잡는 능력이 향상되는 것을 느낄 수 있는데, 이는 AK테스트를 하면 쉽게 확인할 수 있다.

AK테스트는 그림과 같이 두 팔을 양옆으로 벌리고 한쪽 다리로 선 자세에서, 실험자가 피실험자의 다리를 들고 있는 방향의 팔꿈치를 화살표 방향으로 가볍게 눌러서 피실험자가 넘어지지 않고 버티는 힘의 세기를 측정하는 실험이다.

피실험자가 미네랄톡톡 용액을 마시기 전과 후에 AK테스트를 실시하면, 마시기 전보다 마신 후에 적어도 3~4배 이상 균형감각과 버티는 힘이 강해졌음을 실험자와 피실험자는 함께 느끼게 되는데, 그 편차는 면역력이 떨어져 균형감각과 버티는 힘이 약한 사람일수록 커진다.

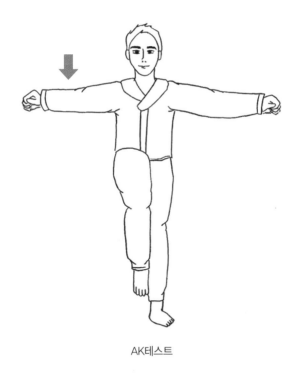

AK테스트

또한, 꾸준히 0.4% 미네랄톡톡 용액을 섭취하면 시간이 지날수록 몸의 힘이 강해지고 균형능력이 향상되는 것을 스스로 느낄 수 있는데, 필자는 이를 직접 경험할 수 있었다.

미네랄톡톡을 섭취하기 이전의 필자는 고시 공부만 하다가 사법시험에 합격하여 변호사를 하는 백면서생(白面書生)이어서 힘이 약하고 균형감각이 떨어진 상태였다. 하지만 20개월 정도 미네랄톡톡을 섭취하자 몸의 힘이 5배 이상 강해지고 균형감각이 뚜렷하게 향상되었다는 것을 필자뿐만 아니라 주변 사람들도 확연히 느낄 수 있었고, 이제는 손의 악력 등 몸의 힘이 보통 사람보다 강해졌다.

미네랄톡톡을 개발한 강성철 박사님은 필자보다 왜소한 체격으로 평생 연구만 한 사람으로서 계절마다 감기를 달고 살아온 약골이었다. 하지만 14년 이상 미네랄톡톡을 연구·개발하는 과정에서 개발한 제품을 실험하기 위해 본인이 직접 개발품을 섭취하였고, 완성된 미네랄톡톡도 필자보다 오랫동안 섭취했다. 따라서 강 박사님은 필자보다 힘도 세고 균형감각도 뛰어나 한쪽 손의 엄지손가락 하나만으로 팔굽혀펴기 10회를 할 수 있을 정도로 힘과 균형감각이 강해졌다.

이렇게 미네랄톡톡은 몸의 힘과 균형감각을 증진하므로 여섯 번째 미네랄 원소들의 결정체의 특징을 갖추고 있다.

일곱째, 미네랄톡톡은 인류에게 불로장생(不老長生)을 선물한다. 왜냐하면, 미네랄톡톡을 계속 섭취한 몸은 언제나 젊고 건강한 세포들로만 구성되고, 언제나 젊고 건강한 세포들로만 이루어진 몸에는 늙음이라는 현상이 나타날 수 없기 때문이다.

미네랄톡톡을 계속 섭취하면 언제나 젊고 건강할 것은 앞에서 실시한 여러 가지 실험들과 미네랄톡톡을 섭취할수록 힘이 강해지는 체험들을 통해 충분히 입증되었고, 얼마나 장수할 것인지는 양파 등의 식물을 미네랄톡톡 용액으로 재배해 보면 미루어 짐작할 수 있을 것이다.

그러므로 미네랄톡톡은 일곱 번째 미네랄 원소들의 결정체의 특징을 갖추고 있다.

여덟째, 0.4% 미네랄톡톡 용액은 pH 8~9의 약알칼리성이므로 산성 물질인 술에 넣으면 한순간에 알칼리성 술로 변하는데 이는 리트머스 시험지로 간단하게 확인할 수 있다. 이렇게 미네랄밸런스를 이룬 술의 알코올은 혈액 속에 오래 머물지 않고 쉽게 간에서 해독되는데, 이는 술을 마신 후 음주측정기로 알코올 수치를 확인한 후, 미네랄톡톡 용액을 마시고 다시 알코올 수치를 측정하면 알코올 수치가 떨어지는 것을 보면 알 수 있다.

또한, 미네랄톡톡 용액을 살균제로 사용하면 사람의 건강을 해치지 않고 모든 물질을 깨끗하게 소독하고, 특히 가습기 살균제로 사용하면 호흡기를 건강하게 하는 동시에 공간을 정화한다.

0.4% 미네랄톡톡 용액을 애완동물에게 먹이고, 분무기에 넣어 애완동물의 전신에 골고루 뿌려주면 질병에 걸리지 않고 오랫동안 건강하게 살아간다. 또한, 0.4% 미네랄톡톡 용액을 10배 이상 물에 희석하여 식물에 주면, 그 식물은 건강하게 성장하여 많은 열매를 맺게 된다.

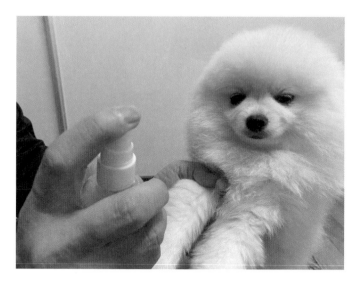

귀여운 강아지에게 미네랄톡톡 용액을 뿌려주는 장면

그러므로 미네랄톡톡은 여덟 번째 미네랄 원소들의 결정체의 특징을 갖추고 있다. 이렇게 미네랄톡톡은 모든 조건을 충족하므로 미네랄 원소들의 결정체임에 틀림없다.

지구온난화와 지구산성화는 같은 용어다. 지구온난화가 진행될수록 지구는 산성화되고, 지구가 산성화될수록 몸도 산성화된다. 그러나 지구산성화에도 불구하고 몸의 산성화를 막아 낼 중요한 수단을 얻게 되었는데, 미네랄톡톡이 바로 그것이다.

길을 잃고 헤매는
현대의학

　수백 명의 사람이 코로나19바이러스에 감염된 환자와 함께 10시간 이상 같은 비행기로 여행해도 그중 면역력이 약한 사람만 신종 코로나바이러스에 감염된다. 또한, 수천 명의 사람이 신종 코로나바이러스에 감염되어 같은 치료를 받더라도 그중 면역력이 약한 사람만 사망한다고 의사들은 말한다. 결국, 신종 코로나바이러스에 감염되고, 그로 인해 죽음에 이르는지는 오로지 면역력의 강약에 따라 결정된다.

　건강한 사람의 몸에도 하루 평균 5천 개 정도의 암세포가 생기지만, 그렇게 생겨나는 암세포들은 면역세포에 의해 모두 제거되므로 암은 발생하지 않는다. 그러나 몸의 면역력이 떨어져 면역세포에 의해 제거되는 암세포보다 새롭게 생겨나는 암세포가 더 많아지면 암은 발생하고, 그중 면역력이 약한 사람은 암 치료 과정을 버티지 못하고 사망한다고 의사들은 말한다. 결국, 암이 발생하고 그로 인해 죽음에 이르는지는 오로지 면역력의 강약에 따라 결정된다.

　그 외의 모든 질병도 똑같다. 같은 시간과 장소에서 같은 음식을 나누어 먹어도 면역력이 약한 사람은 복통과 설사를 하지만, 면역력이 강한 사람은 단지 맛있게 식사했을 뿐이다. 또한, 같은 물을 마셔도 면역력이 약한 사람은 콜레라에 걸리지만, 면역력이 강한 사람에게는 아무 증상도 나타나지 않는다.

모든 질병은 면역력이 약해지면서 발생한다. 면역력의 약화가 만병의 원인인 것이다. 따라서 약해진 면역력이 강해지면 모든 질병은 저절로 치유된다.

몸의 면역력은 몸을 구성하는 모든 세포·유익한 미생물이 지닌 면역력의 총합이다. 따라서 면역력이 강해지려면 세포·유익한 미생물의 면역력이 강해져야 하고, 세포·유익한 미생물의 면역력이 강해지려면, 세포·유익한 미생물의 면역력을 약하게 하는 원인부터 제거해야 한다.

세포·유익한 미생물의 면역력이 약해진 이유는, 면역세포를 비롯한 세포·유익한 미생물의 힘은 약해지고 숫자는 줄고, 세균·바이러스·암세포의 힘은 강해지고 숫자는 증가했기 때문이다. 세포·유익한 미생물은 약자가 되고, 세균·바이러스·암세포는 강자가 된 것이다. 이제 약자인 세포·유익한 미생물은 강자인 세균·바이러스·암세포를 당해 낼 수 없는데, 그렇게 면역력은 약해진다.

면역세포를 비롯한 세포·유익한 미생물은 약자가 되고, 세균·바이러스·암세포는 강자가 된 이유는 혈액이 산성화되었기 때문이다. 혈액의 산성화가 심할수록 면역력은 약해진다. 그것은 코로나19바이러스와 같은 감염성 질병이 유행할 때 고령자와 기저 질환을 앓는 사람일수록 사망률이 높은 것을 보아도 알 수 있다. 생명 활동을 오래 한 고령자일수록, 신장·간·혈관질환·고혈압 등의 기저 질환이 있는 환자일수록 혈액의 산성화는 심해지고, 혈액의 산성화가 심할수록 해로운 세균·바이러스는 힘이 강해지고 숫자도 많아지지만, 세포·유익한 미생물은 힘이 약해지고 숫자도 줄기에 면역력은 약해진다.

혈액이 산성화된 이유는, 혈액의 미네랄밸런스가 무너졌기 때문이다. 혈액의 미네랄밸런스가 무너진 이유는, 화학물질을 비롯한 산성 물질은 과다하게 섭취하고, 미네랄 원소들을 골고루 충분히 함유한 식품은 부족하게 섭취했기 때문이다.

그러므로 화학물질을 비롯한 산성 물질의 섭취를 중단하고, 미네랄 원소를 넉넉하게 함유한 식품을 충분히 섭취하면, 산성화된 혈액은 미네랄밸런스를 회복하면서 약알칼리성 혈액으로 변하게 된다. 특히 미네랄 원소들의 결정체인 미네랄톡톡을 섭취하면 혈액은 한순간에 미네랄밸런스를 회복하고 약알칼리성으로 변하게 된다.

혈액이 미네랄밸런스를 회복하고 약알칼리성으로 변하면, 시간이 흐를수록 세균·바이러스·암세포의 숫자는 줄고 힘은 약해지고, 면역세포를 비롯한 세포·유익한 미생물의 힘은 강해지고 숫자도 많아진다. 이렇게 시간이 흐르면 세균·바이러스·암세포는 약자가 되고, 세포·유익한 미생물은 강자가 된다. 따라서 강자인 면역세포를 비롯한 세포·유익한 미생물은 약자인 모든 세균·바이러스·암세포를 물리치게 되는데, 그렇게 면역력은 강해진다.

강한 면역력은 처음부터 질병이 발생하지 않게 하거나, 질병이 발생해도 신속하게 질병에서 벗어나게 한다. 따라서 강한 면역력은 모든 질병을 예방하는 범용 백신이자, 모든 해로운 세균을 제거하는 범용 항생제이며, 모든 바이러스를 제거하는 범용 항바이러스제이고, 모든 암세포를 제거하는 범용 항암제이다.

이렇게 우리는 이미 면역력이라는 범용 백신과 범용 항생제, 범용 항바이러스제, 범용 항암제를 가지고 있다. 따라서 모든 의학은 면역력이 약해진 원인을 찾고, 그 원인을 제거함으로써 약한 면역력을 다시 강한 면역력으로 만드는 방법만 연구해도 모든 질병을 극복할 수 있다.

그러나 현대의학은 약해진 면역력을 강하게 하는 것에는 그다지 관심이 없고, 약해진 면역력을 대신할 수 있는 것이 무엇인가를 찾는데 골몰하고 있다. 그래서 약해진 면역력 대신, 세균·바이러스·암세포를 제거하는 항생제·항바이러스제·항암제의 개발에 몰두하고 있다.

그러나 화학물질로 만들어진 항생제·항바이러스제·항암제는 세포·유익한 미생물의 힘을 약하게 하고 숫자를 감소시키므로 면역력을 약하게 한다. 따라서 항생제·항바이러스제·항암제를 사용하면 할수록 면역력은 약해지다가 결국 환자는 면역력이 고갈되면서 사망하게 된다.

또한, 항생제, 항바이러스제는 각각의 세균, 바이러스마다 맞춤형으로 만들어진다. 그러나 세균·바이러스의 종류는 이 세상에 존재하는 동·식물과 곤충의 종류를 합친 것보다 더 많고, 지금 이 순간에도 새로운 종류가 계속해서 생겨나고 있다. 또한, 세균보다 수천 또는 수만분의 일 정도의 크기인 바이러스는 너무도 미세해서 고배율의 전자현미경으로도 관찰하기 어려워 지금까지 바이러스의 종류나 생존방식조

차 제대로 파악하지 못하고 있다. 따라서 각각의 세균·바이러스마다 맞춤형 항생제와 항바이러스제를 개발하는 것은 불가능하다.

그리고 세균·바이러스는 기존의 항생제, 항바이러스제에 적응하여 내성을 지닌 변종으로 변화한다. 따라서 이를 제거하려면 새로운 맞춤형 항생제와 항바이러스제를 개발해야 한다. 하지만 그것은 현실적·기술적·경제적으로 불가능하다. 설사 수조 원의 비용과 엄청난 시간과 노력을 들여 새로운 맞춤형 항생제·항바이러스제를 개발해도, 세균·바이러스는 또 다른 유형으로 변신하므로 모든 노력은 물거품이 된다.

더욱이 항바이러스제는 실제로 바이러스를 죽이지도 못한다. 왜냐하면, 바이러스는 세포와 미생물의 내부에서 기생하기 때문이다. 따라서 항바이러스제가 바이러스를 죽이려면 세포 내부로 들어가야 하는데, 독한 항바이러스제가 세포 내부로 들어가면 세포가 먼저 죽는다. 그러므로 완벽하게 바이러스를 섬멸하는 항바이러스제는 있을 수 없다. 그래서 '감기약을 먹으면 일주일 만에 낫지만, 그대로 두면 7일이 지나야 낫는다'는 웃지 못할 이야기까지 나온 것이다. 이는 바이러스의 속성상 시간이 지남에 따라 세포의 면역력이 회복되면서 바이러스가 수면 아래로 잠복하여 그 증상이 나타나지 않게 하는 것이 현존하는 유일한 치료법이라는 뜻이다. 그리고 그렇게 잠복한 바이러스는 면역력이 약해지면 다시 고개를 들고 재발한다.

이렇게 현대의학은 면역력이 약해져 질병이 발생한 환자의 면역력을 더욱더 약하게 하고, 그 대신 너무도 복잡하고 어려운 방식으로 질병을 치료하고 있다. 현대의학은 길을 잃고 엉뚱한 곳을 헤매는 것이다.

현대의학은 한계에 도달했다. 현대의학이 지금과 같은 방식으로 질병과 싸워서는 이길 수 없다는 것이 충분히 입증되었다. 그 대표적인 예가 코로나19바이러스다. 아마 지금의 사태가 모두 지난 후에야 그에 대한 백신과 항바이러스제가 출시될 것이고, 그나마 효과도 없을 것이다. 왜냐하면 그때는 이미 코로나19는 코로나20이나 21로 변형될 것이기 때문이다.

이렇게 현대의학이 실패한 이유는, 질병의 원인을 잘못 짚었기 때문이고, 질병의 원인을 잘못 짚게 된 원인은 지식에 빠졌기 때문이다.

지식에 빠진 현대의학은 인간의 몸을 지식의 대상으로만 보고 지식의 영역에 따라 조각조각 나누었다. 종합병원의 수많은 진료과목은 몸을 분리한 결과물이다. 실제로 현대의학에 의해 몸은 훨씬 더 많은 분야로 분리되었고, 그렇게 분리된 분야들은 서로 사용하는 용어조차 달라 의사소통도 되지 않는다. 이런 추세로 계속 분리된다면 조만간 왼쪽 눈과 오른쪽 눈의 전문분야도 달라질 것이다.

분리된 몸을 다루는 현대의학은 질병을 전체적으로 보지 못하고, 증상이라는 질병의 잎사귀를 하나씩 따내는 방식으로 치료한다. 그러나 질병이라는 나무는 잎사귀 하나를 따내면, 3개의 잎사귀를 내밀면서 더욱더 거대하고 무성해진다. 따라서 잎사귀를 하나씩 따내는 방식의 치료는 끝없이 반복될 것이므로 결코 사람을 건강하게 할 수 없다.

질병의 잎사귀 하나하나를 연구하는 현대의학의 전문가들은 질병의 뿌리를 볼 수 없다. 그래서 그들은 질병의 원인과 치료방법을 몸안의 면역력에서 찾지 않고, 외부세계에서 항생제·항바이러스제·항암제를 찾아 헤매고 있다. 그러나 해답은 외부세계에 존재하지 않는다.

방향만 바꾸면 된다. 질병의 뿌리에서 줄기로, 줄기에서 가지로, 가지에서 잎사귀로 향하는 현대의학의 지향점을 반대 방향으로 돌리기만 하면 되는 것이다.

잎사귀에서 가지로, 가지에서 줄기로, 줄기에서 뿌리로 방향을 바꾸면 분열되던 지식이 통합되기 시작할 것이다. 지식이 하나로 통합될수록 점점 더 큰 지혜가 열리면서 마침내 질병의 뿌리를 발견할 것이다.

질병의 뿌리를 발견한 현대의학은 수많은 지식과 고도로 발달한 과학기술을 활용해 더욱더 깊숙이 자리 잡은 질병의 뿌리를 찾아내 그것을 도려냄으로써, 정의롭고 자유로우며 건강하고 진리가 넘치는 세상을 창조하는 데 큰 기여를 하게 될 것이다.

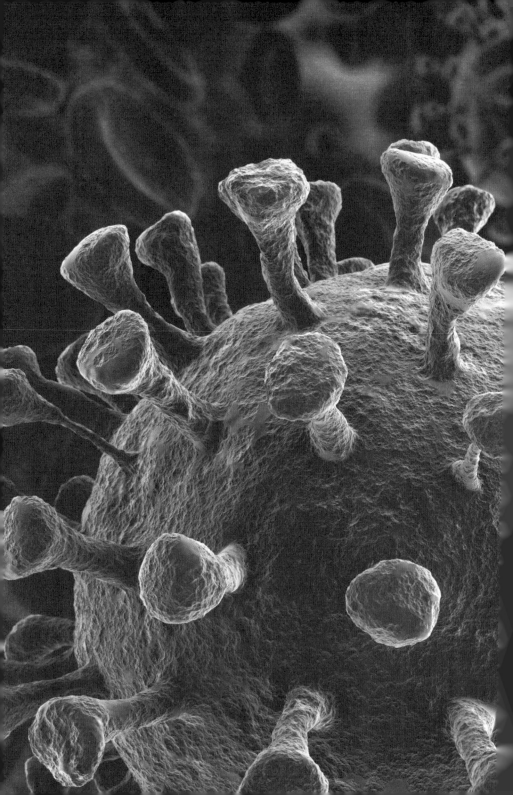

부록

미생물 배양 실험

실험자 : 최인호

2019년 8월 4일 촬영

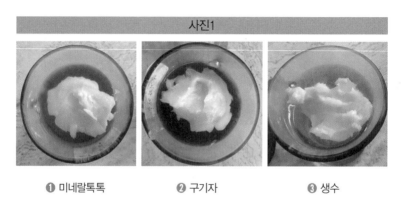

사진1

❶ 미네랄톡톡 　　　❷ 구기자 　　　❸ 생수

① '미네랄톡톡'은 생수에 미네랄톡톡을 0.4% 비율로 희석한 용액에 돼지기름을 넣고 촬영한 사진이고,

② '구기자'는 생수에 구기자가루를 0.8% 비율로 희석한 용액에 돼지기름을 넣고 촬영한 사진이며,

③ '생수'는 순수한 생수에 돼지기름을 넣고 촬영한 사진이다.

(16일 경과 후) 8월 20일 촬영

사진 2

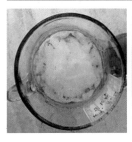
❶ 미네랄톡톡

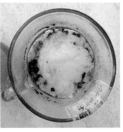
❷ 구기자

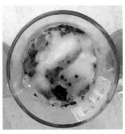
❸ 생수

▶ 16일이 지난 후 돼지기름의 변화 정도를 촬영한 사진이다. 시커멓게 부패한 부분은 해로운 세균이 번식하고 있음을 나타내고, 노랗게 발효된 부분은 유익한 미생물이 번식하고 있음을 나타낸다.

구기자 용액과 생수에 담긴 돼지기름은 부패했지만, 미네랄톡톡 용액에 담긴 돼지기름은 부패하지 않고 발효되었음을 확인할 수 있다.

2-2. 현미경사진

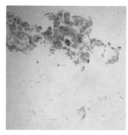 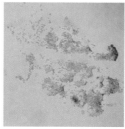 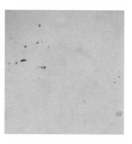

❶ 미네랄톡톡　　　　　❷ 구기자　　　　　　❸ 생수

▶ 위 3개의 용액에 미생물이 번식한 정도를 현미경으로 촬영한 사진이
  다. 사진의 푸른색을 띤 부분은 미생물을 배양한 후 푸른색으로 염색
  한 것이므로 푸른색을 띤 부분이 많을수록 많은 숫자의 미생물이 번
  식하고 있음을 나타낸다.
  미네랄톡톡, 구기자, 생수의 순으로 미생물의 숫자가 많다는 것을 알
  수 있다.

▶ 미생물배양 실험결과, 미네랄톡톡 용액에서 유익한 미생물들은 활발
  하게 번식하지만, 해로운 세균은 존재할 수 없다는 사실을 확인할 수
  있다.

실험 2
미생물 항균 활성 및 생장촉진능 실험

실험자 : 한국의과학연구소

실험결과

시료명	균주	대조군 균체수(cfu)	실험군 균체수(cfu)	활성도 (%)
병원성미생물 항균활성	포도상구균 (*Staphylococcus aureus*)	1.49 X 10^{11}	1.21 X 10^{11}	18% 억제
	대장균 (*Escherichia coli*)	2.70 X 10^{10}	3.21 X 10^{10}	N.D
유용미생물 생장촉진활성	유산균 (*Lactobacillus plantarum*)	1.60 X 10^{10}	1.70 X 10^{10}	6.3% 증가
	고초균 (*Bacillus subtilis*)	1.10 X 10^{6}	2.07 X 10^{7}	178.2% 증가

주) - 시료는 멸균수로 희석하였음.
   - N.D : Not Detected (불검출)

▷ 하루 동안 0.4% 미네랄톡톡 용액에서 실험한 결과, 해로운 세균인 포도상구균은 18%, 대장균은 100% 사멸했으나, 유익한 미생물인 유산균은 6.3%가 증가하고, 고초균은 178.2%가 증가했음을 확인할 수 있다.

암세포 성장 및 독성 실험

실험자 : 동남의화학연구원

폐암세포

A549

간암세포

HepG2

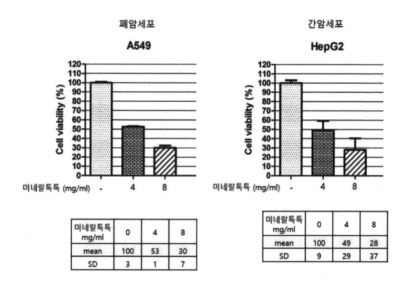

미네랄톡톡 mg/ml	0	4	8
mean	100	53	30
SD	3	1	7

미네랄톡톡 mg/ml	0	4	8
mean	100	49	28
SD	9	29	37

대장암세포

HCT116

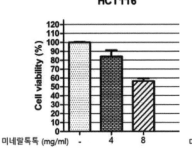

미네랄톡톡 (mg/ml)　-　4　8

미네랄톡톡 mg/ml	0	4	8
mean	100	84	56
SD	2	22	9

위암세포

AGS

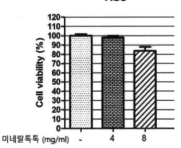

미네랄톡톡 (mg/ml)　-　4　8

미네랄톡톡 mg/ml	0	4	8
mean	100	98	84
SD	5	5	12

유방암세포

MCF7

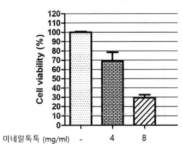

미네랄톡톡 (mg/ml)　-　4　8

미네랄톡톡 mg/ml	0	4	8
mean	100	69	29
SD	3	29	10

전립선암세포

PC3

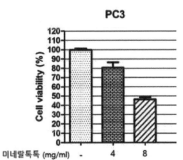

미네랄톡톡 (mg/ml)　-　4　8

미네랄톡톡 mg/ml	0	4	8
mean	100	81	46
SD	4	17	6

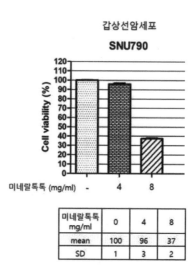

갑상선암세포

SNU790

미네랄톡톡 mg/ml	0	4	8
mean	100	96	37
SD	1	3	2

▶ 7일 동안 0.4% 미네랄톡톡 용액에서 실험한 결과 대조군에 비해, 폐 암세포는 47%, 간암세포는 51%, 대장암세포는 16%, 위암세포는 2%, 유방암세포는 31%, 전립선암세포는 19%, 갑상선암세포는 4% 감소했고,

▶ 7일 동안 0.8% 미네랄톡톡 용액에서 실험한 결과 대조군에 비해, 폐 암세포는 70%, 간암세포는 72%, 대장암세포는 44%, 위암세포는 16%, 유방암세포는 71%, 전립선암세포는 54% 갑상선암세포는 63% 감소했다.

▶ 암세포 성장 및 독성 실험 결과, 암세포의 종류에 따라 약간의 차이는 있지만 모든 종류의 암세포는 미네랄톡톡 용액 속에서 그 숫자가 감소 하고, 미네랄톡톡의 농도가 짙어질수록 그 숫자가 더 빠르게 감소한다 는 사실을 확인할 수 있다.

면역세포·폐세포 성장 및 독성 실험

실험자 : 동남의화학연구원

면역세포

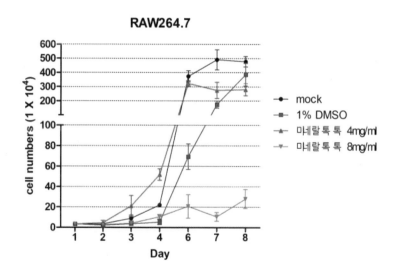

RAW264.7

- mock
- 1% DMSO
- 미네랄톡톡 4mg/ml
- 미네랄톡톡 8mg/ml

cell counts (1 x 10⁴)	Day1	Day2	Day3	Day4	Day6	Day7	Day8
mock	3	3	9	22	374	491	477
DMSO 1%	3	2	4	5	69	176	386
미네랄톡톡 4mg/ml	3	5	21	52	324	275	281
미네랄톡톡 8mg/ml	3	3	4	11	21	10	28

▶ 8일 동안 면역세포를 0.4% 미네랄톡톡 용액과 0.8% 미네랄톡톡 용액에서 배양한 결과 면역세포는, 0.4% 미네랄톡톡 용액에서 대조군 (1% DMSO)이나 배양액(mock)보다 빠르거나 같은 수준으로 번식하지만, 0.8% 미네랄톡톡 용액에서 대조군(1% DMSO)이나 배양액 (mock)보다 느리게 번식한다는 사실을 알 수 있다.

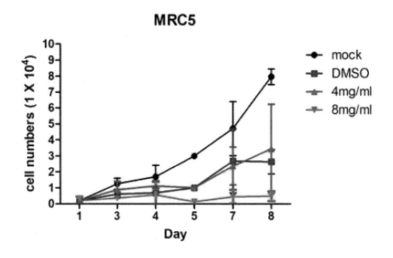

MRC5

Cell numbers (1 X 10⁴)	Day 1	Day 3	Day 4	Day 5	Day 7	Day 8
mock	0.2	1.3	1.7	3.0	4.7	8.0
DMSO	0.2	0.6	0.7	1.0	2.7	2.6
미네랄톡톡 4mg/ml	0.2	0.9	1.1	1.0	2.4	3.5
미네랄톡톡 8mg/ml	0.2	0.4	0.6	0.1	0.5	0.5

▶ 8일 동안 폐세포를 0.4% 미네랄톡톡 용액과 0.8% 미네랄톡톡 용액에서 배양한 결과, 폐세포는 0.4% 미네랄톡톡 용액에서 대조군(1% DMSO)과 동일한 수준으로 번식하지만, 0.8% 미네랄톡톡 용액에서 대조군(1% DMSO)이나 배양액(mock)보다 느리게 번식한다는 사실을 알 수 있다.

진료기록

필자의 혈액과 소변검사결과

▷ 필자는 2018. 4. 20. 경부터 지금까지 0.4% 미네랄톡톡 용액을 하루에 2ℓ 이상 꾸준히 섭취하고 있다. 따라서 미네랄톡톡을 섭취하기 전·후의 혈액과 소변검사결과를 비교하면 미네랄톡톡이 혈액과 소변에 일으키는 변화를 알 수 있다. 그래서 혈액과 소변검사에서 큰 변화가 있었던 부분들만을 추려서 표로 정리해 보았다.

혈액검사결과						
검사명	2004. 2.17.	2006. 3.23.	2020. 1.15.	비고(검체명 EDTA-3K)		
	검사 결과	검사 결과	검사 결과	하한치	상한치	단위
평균혈소판용적	10.3	9.9	8.9	7.5	10.7	fL
GPT(ALT)	23.2	37	15	4	44	U/L
LDH(유산탈수소효소)	342	432	170	140	271	U/L
Triglyceride (중성지방)		154	121	30	150	mg/dl
고밀도콜레스테롤 (HDL)		27.7	34.8	30.0	85.5	mg/dl
CRP(정량)		0.11	0.02	0	0.5	mg/dl

질병의 뿌리 : 코로나19의 뿌리를 자르는 미네랄밸런스

① 평균혈소판용적이 정상수치를 넘어서기 일보 직전까지 비대했지만, 정상수치의 한가운데로 돌아왔다. 혈소판용적이 정상수치를 넘어서 비대해지면 혈소판은 파괴된다.

② GPT수치는 간세포가 파괴될 때 나오는 효소로서, 위험수치까지 간세포가 파괴되었으나 안정된 상태로 회복되었다.

③ LDH(유산탈수소효소)는 몸 전체의 세포가 사멸할 때 나오는 효소로서, 정상수치(271)를 크게 벗어날 정도로 많은 숫자(342, 432)의 세포들이 사멸하고 있음을 나타냈으나, 정상수치로 완전히 회복되었다.

④ Triglyceride(중성지방)은 정상수치를 넘어설 정도로 많았으나, 정상수치로 복귀했다.

⑤ 고밀도콜레스테롤(HDL)은 정상수치에 미치지 못했으나, 정상수치로 회복되었다.

⑥ CRP(정량)은 염증물질로서 몸에 염증이 있으면 나타나는 수치로서 상당한 양의 염증이 존재했으나, 염증이 거의 존재하지 않게 되었다.

소변검사결과						
검사명 (검체명 Urine)	2004. 2.17.	2019. 11.27.	2020. 1.15.	비고		
	검사결과	검사결과	검사결과	하한치	상한치	단위
pH	5.0	7.0	7.0	5.0	8.0	
RBO	Many	30-50	3-5	0	2	/HPF

① 소변의 pH가 5.0으로 산성화가 심각했었는데, 미네랄톡톡 섭취 후 7.0 중성으로 회복되었다. 소변의 pH가 5.0 이하로 내려간다는 것은 혈액의 pH 또한 5.0 이하로 내려갔다는 것을 의미한다. 왜냐하면, 소변은 혈액 속의 물이 걸러진 용액이기 때문이다. 혈액의 pH가 5.0으로 내려가면 혈액 속에 각종 세균·바이러스가 서식하게 되고, 각종 암이 발생하기 시작한다.

② RBO는 소변을 통해 배출되는 혈액 속의 적혈구를 고배율의 현미경으로 보면서 적혈구 숫자를 세는 검사다. 2004년에는 숫자를 셀 수도 없을 정도로 많은 양의 적혈구가 소변을 통해 빠져나갔으나, 미네랄톡톡 섭취 후 30~50개 정도로 줄었고, 그로부터 48일 후에는 3~5개로 줄어 정상치(0-2)에 거의 근접하고 있다. 이는 신장과 몸속의 염증이 완전히 치유되었음을 의미하는데, 이렇게 30년 이상 계속되던 심한 혈뇨가 완전히 정상으로 회복하는 것은 정말 극히 희귀한 경우라고 한다.

▶ 필자의 혈액과 소변검사결과를 종합하면, 산성화로 인해 혈액이 탁해지고 면역력이 떨어지며 각종 질병이 만연했었으나, 약 20개월 정도 미네랄톡톡을 섭취한 후 혈액과 소변이 다시 맑아지고 면역력이 향상되면서 각종 질병에서 벗어났음을 의미한다.

참고서적

- 심천 박남희, 『심천사혈요법 1,2,3』, 심천출판사, 2005
- 콜럼 코츠, 유상구 역, 『살아있는 에너지』, 도서출판 양문, 1998
- 오광길, 『물리학의 혁명』, 씨와알, 2008
- 에모토 마사루, 양억관 역, 『물은 답을 알고 있다』, 나무심는사람, 2002
- 이시카와 다쿠지, 이영미 역, 『기적의 사과』, 김영사, 2009
- 김인자, 『참』, 도서출판 다생소활, 2008
- 강대봉, 『氣』, 도서출판 언립, 1989
- 김세연, 『새로 발견된 의학의 이론과 실습』, 2005
- 최인호, 『B순환』, 천지인, 2010
- 최인호, 『나는 누구인가』 도서출판 지식공감, 2016
- 최인호, 『중심의 비밀』 도서출판 지식공감, 2019

질병의 뿌리 : 코로나19의 뿌리를 자르는 미네랄밸런스

초판 1쇄 2020년 03월 13일

지은이 최인호
발행인 김재홍

발행처 도서출판 지식공감
등록번호 제2019-000164호
주소 서울틀별시 영등포구 경인로82길 3-4 센터플러스 1117호 (문래동1가)
전화 02-3141-2700
팩스 02-322-3089
홈페이지 www.bookdaum.com

가격 11,200원
ISBN 979-11-5622-494-5 03510

CIP제어번호 CIP2020008484
이 도서의 국립중앙도서관 출판예정도서목록(CIP)은 서지정보유통지원시스템 홈페이지(http://seoji.nl.go.kr)와 국가자료공동목록시스템(http://www.nl.go.kr/kolisnet)에서 이용하실 수 있습니다.

ⓒ 최인호 2020, Printed in Korea.

– 이 책은 저작권법에 따라 보호받는 저작물이므로 무단전재와 무단복제를 금지하며, 이 책 내용의 전부 또는 일부를 이용하려면 반드시 저작권자와 도서출판 지식공감의 서면 동의를 받아야 합니다.
– 파본이나 잘못된 책은 구입처에서 교환해 드립니다.
– '지식공감 지식기부실천' 도서출판 지식공감은 창립일로부터 모든 발행 도서의 2%를 '지식기부 실천'으로 조성하여 전국 중·고등학교 도서관에 기부를 실천합니다. 도서출판 지식공감의 모든 발행 도서는 2%의 기부실천을 계속할 것입니다.